Archana Srinivasaiah
Usha Hegde
Priyanka Nitin

Convencional, descalcificação, micro-ondas, ácido nítrico, dentes, pré-molares, ácido fórmico, ácido tricloroacético

Archana Srinivasaiah
Usha Hegde
Priyanka Nitin

Convencional, descalcificação, micro-ondas, ácido nítrico, dentes, pré-molares, ácido fórmico, ácido tricloroacético

ScienciaScripts

Imprint

Cover image: www.ingimage.com

This book is a translation from the original published under ISBN 978-3-659-83590-2.

Publisher:
Sciencia Scripts
is a trademark of
Dodo Books Indian Ocean Ltd. and OmniScriptum S.R.L publishing group

120 High Road, East Finchley, London, N2 9ED, United Kingdom
Str. Armeneasca 28/1, office 1, Chisinau MD-2012, Republic of Moldova, Europe
Printed at: see last page
ISBN: 978-620-8-28787-0

ÍNDICE DE CONTEÚDOS

CAPÍTULO 1. INTRODUÇÃO

Os dentes e os ossos pertencem à categoria dos tecidos mais duros, que são mais densos e quimicamente mais inertes do que os outros tecidos do corpo. O cálcio e o fósforo são os componentes inorgânicos presentes no osso e nos dentes. Devido à sua estrutura complexa, é difícil prepará-los para exames microscópicos. Os tecidos duros necessitam de uma metodologia complexa e sensível à técnica para a sua interpretação e diagnóstico. A demonstração destes tecidos inclui a descalcificação e a trituração de tecidos duros.[1]

Para obter secções satisfatórias de osso, o cálcio inorgânico tem de ser removido da matriz orgânica de colagénio, da cartilagem calcificada e dos tecidos circundantes, preparando-os para posterior seccionamento da amostra histológica. Para o efeito, são utilizados agentes descalcificantes. A descalcificação é um processo de remoção de iões inorgânicos dos tecidos duros utilizando produtos químicos como ácidos (ácidos fortes e fracos), agentes quelantes e agentes fixadores que contêm ácido na sua composição, como a formalina (que contém ácido fórmico).[2]

> Os atributos importantes de um bom agente descalcificante são

1. Deve remover os sais de cálcio sem danificar as células ou os tecidos.
2. A ação deve ser rápida.
3. Não deve afetar os procedimentos de impregnação e coloração.

> A velocidade a que os sais de cálcio são removidos dos tecidos depende de:

1. Volume do agente descalcificante.
2. Força
3. Temperatura
4. Tamanho

5. Consistência do tecido em descalcificação.[3]

Os artefactos de descalcificação podem ser atribuídos à exposição excessiva ao agente utilizado, a procedimentos de controlo inadequados, à contração dos tecidos e a resultados de coloração adversos. Isto leva a resultados insatisfatórios que são observados no método manual/convencional de descalcificação utilizando ácidos minerais fortes. Para reduzir os artefactos obtidos com o método convencional de descalcificação, foi concebido o método de descalcificação assistido por micro-ondas, que produziu resultados excelentes e reprodutíveis.[4]

O método de descalcificação assistido por micro-ondas é um método revolucionário. Neste método, as amostras são embebidas em agentes descalcificantes e colocadas no forno de micro-ondas durante períodos intermitentes com mudanças regulares de solução até se atingir o ponto final. Os diferentes agentes descalcificantes utilizados no método manual também podem ser utilizados no método assistido por micro-ondas.

> As vantagens do método assistido por micro-ondas são

1. Rapid em ação

2. Reduz o tempo

3. Controlo adequado da utilização de ácidos

4. Apresenta resultados comparáveis aos do método convencional em termos de qualidade de seccionamento e coloração.[4,5]

O presente estudo tem como objetivo comparar e analisar a descalcificação pelo método assistido por micro-ondas com o método convencional, utilizando diferentes agentes descalcificantes em duas concentrações diferentes, a fim de avaliar o melhor método de descalcificação e o agente descalcificante.

CAPÍTULO 2. OBJECTIVOS DO ESTUDO

- Estudar a descalcificação dos dentes pelo método convencional/manual e pelo método assistido por micro-ondas, utilizando três agentes descalcificantes diferentes, cada um com duas percentagens diferentes.

- Encontrar a melhor solução descalcificante e a percentagem a utilizar no que respeita à velocidade de descalcificação, à preservação da estrutura do tecido e à eficácia da coloração em ambos os métodos.

- Comparar o método convencional de descalcificação com o método assistido por micro-ondas no que respeita à velocidade de descalcificação, à preservação da integridade dos tecidos e à eficácia da coloração.

CAPÍTULO 3. REVISÃO DA LITERATURA

A descalcificação descreve a técnica de remoção do mineral do osso ou de outro tecido calcificado, de modo a que possam ser preparadas secções de parafina de boa qualidade que preservem todos os elementos microscópicos essenciais. A descalcificação é efectuada depois de a amostra ter sido completamente fixada e antes do processamento de rotina.[6]

As secções descalcificadas são utilizadas para o exame da medula óssea, para o diagnóstico de tumores e infecções. Se as áreas calcificadas nas amostras de tecido forem substanciais, pode ser impossível obter secções decentes sem descalcificar previamente a amostra.[7] Outra possibilidade é aplicar uma "descalcificação de superfície" a um bloco de parafina para permitir a obtenção de secções onde a presença de cálcio não estava prevista quando a amostra foi processada.[3]

Pierre de Coubertin propôs o lema olímpico "citius, altius, fortius", que em latim significa, respetivamente, mais rápido, mais alto e mais forte.[2] Existem diferentes agentes descalcificantes, tais como ácidos e agentes quelantes. Foram introduzidas mais de 50 misturas diferentes para fins especiais; essas misturas podem ser utilizadas como agente de fixação e desidratação. Outras misturas contêm reagentes como sais-tampão, ácido crómico, formalina ou etanol, destinados a contrariar os efeitos indesejáveis de inchaço que os ácidos têm nos tecidos.[6] Muitas misturas populares utilizadas atualmente provêm das fórmulas originais desenvolvidas há muitos anos. Para efeitos mais práticos, os laboratórios actuais preferem soluções mais simples para o trabalho de rotina. Se o osso for totalmente fixado e depois tratado com um descalcificador adequado para a remoção de minerais, as misturas simples funcionam tão bem ou melhor do que as misturas mais complexas.[6,7]

Existem três tipos principais de agentes descalcificantes:[3]

- Os que têm por base ácidos minerais fortes

- Os baseados em ácidos orgânicos mais fracos
- Os compostos por agentes quelatantes

Os critérios dos bons agentes descalcificantes são[2]

- Eliminação completa do cálcio
- Ausência de danos nas células ou fibras dos tecidos
- Não prejudicar as técnicas de coloração subsequentes
- Velocidade razoável de descalcificação

Antes da descalcificação, são efectuadas fatias finas de osso com uma serra de dentes finos ou uma serra de arco. Para garantir uma fixação adequada e a remoção completa do cálcio, as fatias não devem exceder 4-5 mm de espessura. Para além disso, as superfícies cortadas devem ser novamente aparadas para remover as áreas danificadas pela serra.[6] As fatias finas de tecido calcificado podem, normalmente, ser cortadas com uma faca afiada, mas, em caso de dificuldade, deve ser utilizada uma serra para evitar danificar o tecido que rodeia a área calcificada. O tipo e a duração do tratamento de tais tecidos (por exemplo, focos de tuberculose crónica, tecido cicatricial calcificado) dependerão do grau de calcificação. Os tecidos que contêm apenas pequenas áreas devem ser testados após 2-3 horas num líquido descalcificante.[7]

De modo a proteger os elementos celulares e fibrosos do osso dos danos causados pelos ácidos utilizados como agentes descalcificantes, é particularmente importante fixar cuidadosamente estas amostras antes da descalcificação. As amostras mal fixadas ficam maceradas durante a descalcificação e coram mal depois. Isto é muito visível em áreas que contêm medula óssea. Por conseguinte, é prática comum dos laboratórios prolongar os tempos de fixação das amostras de ossos antes de iniciar a descalcificação. É importante proporcionar um acesso fácil para que o fixador penetre no osso, pelo que a pele e os tecidos moles devem ser removidos das amostras grandes, se possível.[6]

As amostras ósseas devem ser serradas em fatias finas o mais rapidamente possível para melhorar a fixação. Deve ser utilizado um volume adequado de fixador. Devem ser utilizadas serras de dentes finos de alta qualidade para preparar as fatias de osso.[6,7] As serras grossas podem causar danos mecânicos consideráveis e forçar fragmentos de osso para os tecidos moles presentes na amostra. No caso de um dente, a fixação pulpar é feita aparando a extremidade apical do dente até a polpa ficar exposta e, em seguida, injectando formalina na área apical.[3,7]

A formalina tamponada é um fixador satisfatório para o osso, mas quando a preservação da medula óssea é importante, alguns laboratórios utilizam alternativas como uma das misturas de formalina de zinco, álcool acético de formol (fixador de Davidson) ou líquido de Bouin. A medula óssea é melhor fixada em formol de Zenker. Foram obtidas algumas preparações finas de osso após imersão em líquido de Mullers até 3 meses, seguida de descalcificação em ácido fórmico-formalina a 3%.[8] Foi demonstrado que os danos nos tecidos durante a descalcificação ácida são aproximadamente quatro vezes maiores quando o tecido não está fixado.[9]

O procedimento de descalcificação é relativamente simples e é amplamente discutido em textos padrão de técnica histológica.[10]

Estrutura do osso

O osso é constituído por células (osteócitos) rodeadas por uma matriz calcificada que contém fibras de colagénio de tipo 1. Na matriz, o cálcio encontra-se sob a forma de cristais de hidroxiapatite [Ca_{10} (PO)$_{46}$ $(OH)_2$] que se depositam entre os elementos fibrosos. Estes cristais são dissolvidos durante o processo de descalcificação que, se realizado corretamente, deixa um tecido coeso com as caraterísticas físicas do tecido conjuntivo fibroso denso.[11]

Existem dois tipos de osso maduro. O osso cortical ou compacto forma os eixos dos ossos longos e a maior parte dos ossos chatos do crânio; tem uma estrutura muito densa baseada num arranjo de estruturas cilíndricas chamadas osteões. O osso esponjoso, trabecular ou esponjoso tem uma disposição muito mais delicada, constituída por finas divisórias (trabéculas) que ligam placas ósseas entre as quais se encontra a medula óssea. Está localizado nas vértebras e nas epífises dos ossos longos. Tanto o osso compacto como o osso esponjoso desenvolvem-se em camadas ou lamelas, nas quais as fibras de colagénio estão estruturalmente orientadas e apresentam uma imagem caraterística à microscopia de luz polarizada.[9,10]

É importante considerar cuidadosamente a natureza de qualquer amostra de osso recebida para processamento porque as quantidades relativas de osso cortical e esponjoso são importantes e determinarão o tempo necessário para descalcificação e processamento. Por exemplo, a amostra de trefina da crista ilíaca consiste num rebordo de osso cortical sobreposto a um cilindro de osso esponjoso. O osso cortical será o último a libertar os seus sais de cálcio durante a descalcificação e, a menos que esteja completamente descalcificado, será difícil obter secções decentes.[10,11]

Estrutura dos dentes

Os dentes são os tecidos mais duros devido ao esmalte dentário, que é mais denso e quimicamente mais inerte do que outros tecidos do corpo. Devido à grande quantidade de componentes inorgânicos nos dentes, é muito difícil prepará-los para exames microscópicos.[1] Por outro lado, a estrutura complexa do dente e a extraordinária dureza do esmalte tornam muito difícil o seu processamento e secção para observação ao microscópio. Os dentes humanos, assim como o osso alveolar, devem ser descalcificados durante o processamento para análise histológica devido à sua estrutura.[12] A fixação rápida de todos os elementos dentários é difícil de obter porque a penetração do agente fixador através de estruturas como o esmalte, a dentina e o osso é um processo lento. Nestes casos, os tecidos no centro da amostra podem sofrer algumas alterações antes de a fixação estar concluída. O tecido mais seriamente afetado é talvez a polpa.[1,12]

Agentes descalcificantes - Ácidos fortes

Os ácidos fortes, como o ácido clorídrico ou nítrico, em concentrações até 10%, são os de ação mais rápida, mas, se utilizados durante um período de tempo excessivo, causam rapidamente uma perda de coloração nuclear e podem macerar os tecidos. É importante que seja utilizado um teste de ponto final adequado para minimizar a exposição das amostras a estes agentes. Geralmente, os descalcificadores patenteados que se afirma serem de ação rápida baseiam-se em ácidos fortes, mais frequentemente o ácido clorídrico, e devem ser utilizados de forma conservadora, tendo em atenção as instruções fornecidas, se se pretender obter bons resultados. Por exemplo, o Descalcificador II da Surgipath é de ação rápida e contém ácido clorídrico. O Quadro 1 enumera vários dos descalcificadores mais comuns à base de ácido mineral.[3,12,13]

Quadro 1: Descalcificadores de ácidos minerais.[13]

Descalcificador	Fórmula	Comentário
Ácido nítrico	- 5% em água destilada	- Ação rápida, se for excedido o ponto final, a coloração será prejudicada.
O fluido de Perenyi	• Ácido nítrico a 10% -	• Um descalcificador tradicional que descalcifica mais lentamente do que o

(1882)	40ml • Ácido crómico a 0,5% - 30ml • Álcool absoluto - 30ml	ácido nítrico aquoso. • Ação bastante rápida • A ultrapassagem do ponto final prejudica a coloração.
Ácido clorídrico	- 5-10% em água destilada	• A formalina deve ser lavada da amostra antes de a colocar em HCl para evitar a formação de éter bis-clorometílico (um agente cancerígeno). • Rapid em ação • A ultrapassagem do ponto final prejudica a coloração.
Solução de Von Ebner	• Sol saturado de cloreto de sódio - 50ml • Água destilada - 42 ml • Ácido clorídrico - 8ml	• Rapid em ação • A ultrapassagem do ponto final prejudica a coloração.

Agentes descalcificantes - Ácidos fracos

Os ácidos fracos, como o ácido fórmico, são populares e muito utilizados para a descalcificação. O ácido fórmico pode ser utilizado como uma simples solução aquosa a 10% ou combinado com formalina ou com um tampão. Embora seja mais lento do que os agentes ácidos fortes, a sua ação é muito mais suave e é menos provável que interfira com a coloração nuclear. Um exemplo de um descalcificante patenteado à base de ácido fórmico é o Surgipath's Decalcifier I. Também contém formalina e afirma-se que fixa bem como descalcifica e tem uma ação suave. Outros ácidos, como o ácido tricloroacético, também têm sido utilizados. O ácido pícrico, como componente de alguns fixadores, tem fracas propriedades descalcificantes.[3,14,15]

Quadro 2: Descalcificadores de ácidos fracos.[14]

Descalcificador	Fórmula	Comentário
Ácido fórmico	- 10% em água destilada	- Um descalcificante simples e eficaz.
Evans e Krajian	• Ácido fórmico - 25ml • Citrato de sódio - 10g • Água destilada - 75ml	- Um descalcificante eficaz à base de ácido fórmico tamponado com citrato.
❖ Kristensen	• Ácido fórmico - 18ml • Formato de sódio - 3,5g • Água destilada - 82ml	- Um descalcificante eficaz à base de ácido fórmico tamponado com formiato
Gooding e Stewart	• Ácido fórmico - 5 a 25ml • 40%formaldeído - 5ml • Água destilada - 75ml	- Um descalcificador de ácido fórmico com formalina adicionada, alegadamente para fixar e descalcificar.

Agentes descalcificantes - Agentes quelantes

Os agentes quelantes, como o ácido etilenodiaminotetracético (EDTA), funcionam capturando os iões de cálcio da superfície do cristal de apatite e reduzindo lentamente o seu tamanho. Uma vez que o processo é muito lento mas muito suave (podem ser necessárias semanas, dependendo do tamanho da amostra), este reagente não é adequado para amostras urgentes. É mais adequado para aplicações de investigação em que é necessária uma morfologia de qualidade muito elevada ou em que devem ser preservados elementos moleculares específicos para técnicas como a imunohistoquímica, a hibridação in situ fluorescente e a reação em cadeia da polimerase. É utilizado numa concentração de aproximadamente 14% como solução neutralizada. A taxa de descalcificação do EDTA depende do pH. É geralmente utilizado a pH 7,0. Actua mais rapidamente a pH 10, mas alguns elementos de tecido podem ser danificados a pH alcalino.[10,15]

Quadro 3: Agentes quelantes.[10]

Descalcificador	Fórmula	Comentário
EDTA neutro	• Sal dissódico de EDTA - 250g • Água destilada - 1750ml • Adicionar hidróxido de sódio para obter um pH de 7,0 (são necessários cerca de 25 g).	• Actua lentamente, mas causa poucos danos nos tecidos. • As manchas convencionais não são afectadas em grande medida.

FACTORES QUE INFLUENCIAM A TAXA DE DESCALCIFICAÇÃO

Vários factores influenciam a taxa de descalcificação e existem formas de acelerar ou abrandar este processo. A concentração e o volume do reagente ativo, incluindo a temperatura a que a reação ocorre, são sempre importantes.

Outros factores que contribuem para a rapidez da descalcificação do osso são a idade do doente, o tipo de osso, o tamanho da amostra e a agitação da solução. O osso cortical maduro descalcifica-se mais lentamente do que o osso imaturo, cortical em desenvolvimento ou trabeculado. De todos os factores, a eficácia da agitação ainda está a ser debatida.[6]

I. Calor

O aumento da temperatura acelera muitas reacções químicas, incluindo a descalcificação, mas também aumenta os efeitos prejudiciais que os ácidos têm nos tecidos. Os tecidos moles e as células podem ficar completamente macerados quase no mesmo momento em que o osso é descalcificado. A reação química é acelerada com um aumento de temperatura de duas a três vezes. Verificou-se que, com o aumento da temperatura, o processo de descalcificação ocorre efetivamente num período de tempo ainda mais curto.[16]

A temperatura óptima para a descalcificação ainda não foi determinada. Embora tenha sido sugerida a temperatura de 25^0 C como a temperatura padrão, na prática é aceitável uma temperatura ambiente de 18-30^0 C. Por outro lado, uma temperatura mais baixa diminui as taxas de reação e os tecidos não estão completamente descalcificados no final da semana de trabalho.[3] Uma melhor recomendação é interromper a descalcificação por breves instantes, enxaguando o ácido do osso, mergulhando-o em formalina neutra tamponada e retomando a descalcificação no dia útil seguinte. Os métodos de micro-ondas, sonicação e electrolíticos produzem calor e devem ser cuidadosamente monitorizados para evitar temperaturas excessivas que danifiquem os tecidos.[16]

O aumento da temperatura também acelera a descalcificação com EDTA sem o risco de maceração, mas pode não ser aceitável para a preservação de antigénios sensíveis ao calor, enzimas ou trabalhos de microscopia eletrónica.[7,16]

II. Força/concentração do ácido

Geralmente, as soluções ácidas mais concentradas descalcificam o osso mais rapidamente, mas são mais prejudiciais para o tecido. Isto é particularmente verdade no caso de soluções ácidas aquosas, uma vez que vários aditivos, por exemplo, álcool ou tampões que protegem os tecidos, podem abrandar a taxa de descalcificação. Com soluções combinadas de fixador-ácido descalcificante, a taxa de descalcificação não pode exceder a taxa de fixação, uma vez que o ácido danificará ou macerará o tecido antes de a fixação estar completa. Consequentemente, as misturas descalcificantes não devem comprometer o equilíbrio entre os efeitos desejáveis (por exemplo, velocidade) e os efeitos indesejáveis (por exemplo, maceração, prejuízo da coloração).[6,7]

Em todos os casos, deve ser evitada a depleção total de um ácido ou quelante pela sua reação com o cálcio. Para o efeito, deve utilizar-se um grande volume de fluido em comparação com o volume de tecido (recomenda-se geralmente uma proporção de 20:1) e mudar o fluido várias vezes durante o processo de descalcificação. No entanto, se for utilizado um volume de líquido suficientemente grande (100 ml por g de tecido), não é necessário renovar o agente descalcificante, embora a depleção seja menos visível num volume maior.[16]

Idealmente, as soluções ácidas devem ser testadas e mudadas diariamente para garantir que o agente descalcificante é renovado e que os tecidos não são deixados em ácidos durante demasiado tempo ou demasiado expostos a ácidos, ou seja, "sobredescalcificação".[6,16]

III. Agitação

O efeito da agitação na descalcificação é controverso, embora seja geralmente aceite que a agitação mecânica influencia a troca de fluidos no interior dos tecidos e à volta dos mesmos com outros reagentes. Por conseguinte, seria uma suposição lógica que a agitação acelera a descalcificação e foram efectuados estudos para tentar confirmar esta teoria.[16]

De acordo com um estudo, o motor de rotação do processador de tecidos foi utilizado a uma rotação por minuto e relatou que o período de descalcificação foi reduzido de 5 dias para 1 dia. Outros, repetiram ou realizaram experiências semelhantes, mas não conseguiram encontrar qualquer redução do tempo.[6]

O método de sonicação agita vigorosamente a amostra e o fluido, e um estudo observou que os detritos celulares encontrados no chão de um recipiente após a sonicação poderiam ser tecidos importantes sacudidos da amostra.[6,7]

A agitação suave do fluido é conseguida através de uma rotação a baixa velocidade, balançando, mexendo ou borbulhando ar na solução. Embora os resultados de vários estudos não estejam resolvidos, a agitação é uma questão de preferência e não é prejudicial, desde que os componentes do tecido permaneçam intactos.[16]

IV. Suspensão

O líquido descalcificante deve poder entrar em contacto com todas as superfícies de uma amostra e as placas de osso planas não devem tocar umas nas outras ou no fundo de um recipiente, pois isso é suficiente para impedir um bom acesso do líquido entre as superfícies planas. As amostras de osso podem ser separadas e suspensas no fluido com um fio ou colocadas dentro de sacos de pano atados com fio. Alguns trabalhadores concebem plataformas de plástico perfurado para elevar as amostras acima do fundo do recipiente, de modo a permitir o acesso do fluido às amostras.[16]

V. Vácuo

Outra forma de acelerar o processo de descalcificação consiste em bombear o dióxido de carbono gasoso. Explica-se que a rápida descalcificação se deve à rápida remoção do gás dióxido de carbono, que permite um contacto mais próximo entre o líquido descalcificante e o objeto. Foram encontradas diferenças muito ligeiras nas taxas de descalcificação entre o método habitual e o método em vácuo.[6]

Quando o processo de descalcificação é observado no vácuo, parece que o processo é consideravelmente acelerado, principalmente devido ao desenvolvimento "turbulento" das bolhas de dióxido de carbono. No entanto, é preciso ter em conta que é a baixa pressão que provoca a expansão considerável destas bolhas de gás (a uma pressão de 2 cm. Hg o volume aumenta 38 vezes em relação ao volume à pressão atmosférica) e o processo de descalcificação não é necessariamente acelerado.[6,3]

De acordo com a literatura, o equilíbrio da reação é influenciado pela dissolução dos sais de cálcio quando o dióxido de carbono formado é bombeado rapidamente. Mas, na verdade, são as bolhas de gás em rápida expansão que impedem que o fluido descalcificante atinja a superfície do objeto numa quantidade adequada, pois a mesma quantidade do produto da reação (dióxido de carbono) ocupa uma parte muito maior do objeto e "bloqueia-o" de qualquer fornecimento adicional de fluido.[16,17]

Com a diminuição da pressão, o equilíbrio da reação é deslocado a favor da taxa de descalcificação, mas a possibilidade de reação diminui. Supõe-se que estes dois factores resultem em tempos de descalcificação relativamente iguais, quer seja no vácuo ou não.[6,16]

MÉTODOS DE DESCALCIFICAÇÃO [6,7,16,17]

- Descalcificação com ácidos/Método convencional
- Método de descalcificação com resinas de permuta iónica
- Descalcificação electrolítica
- Descalcificação por ultra-sons
- Descalcificação por micro-ondas

> Métodos de descalcificação com soluções ácidas

As soluções ácidas são mais amplamente utilizadas para a descalcificação de rotina de grandes quantidades de osso e tecido calcificado. O princípio subjacente à ação dos agentes descalcificantes ácidos envolve as solubilidades dos sais metálicos. O cálcio encontra-se nos ossos principalmente sob a forma de sais de carbonato e de fosfato, e estes sais são apenas ligeiramente solúveis em água. Um ácido actuará para libertar o cálcio da sua combinação com os aniões e efectuará uma troca iónica para dar um sal de cálcio solúvel. Por exemplo, quando o ácido clorídrico é utilizado como agente descalcificante, o cálcio libertado combina-se com o ião cloreto para formar cloreto de cálcio, um sal de cálcio solúvel.[17]

Os iões de cálcio libertados permanecerão na própria solução descalcificante e serão efetivamente removidos do osso. A técnica geral a seguir quando se utilizam agentes descalcificantes ácidos é a seguinte:

1. Seleção de tecidos
2. Tipo de fixador utilizado
3. Tipo de agente descalcificante a utilizar

Para a descalcificação rápida do osso, podem ser utilizadas soluções mais fortes de ácido nítrico ou clorídrico, se empregues em conjunto com a floroglucina. A floroglucina actua, de uma forma que ainda não foi compreendida, para evitar que os constituintes orgânicos do osso sejam lesados pela ação de inchaço e maceração dos ácidos fortes. O tecido deve ser removido do fluido descalcificante assim que o processo de descalcificação estiver completo, caso contrário, os pormenores histológicos e citológicos serão prejudicados.[6,17]

> Método de descalcificação com resina de permuta iónica

Antes de proceder a este método de descalcificação, é necessário fixar e lavar o tecido selecionado. Em seguida, o osso é descalcificado com uma mistura de ácido fórmico e uma resina de permuta iónica disponível no mercado. O cálcio é rapidamente removido da solução de ácido fórmico para a resina. Isto elimina as mudanças de solução que têm de ser efectuadas para efetuar uma descalcificação adequada com os métodos de descalcificação ácida. O tecido é colocado num frasco com uma mistura de 10% ou 20% de resina e ácido fórmico. O osso esponjoso (2 a 3 mm de espessura) descalcificará em 2 a 3 horas na solução e as peças mais espessas (5 a 6 mm de espessura) demorarão 4 a 8 horas a descalcificar. Pode ser utilizada uma solução de 40% de resina e ácido fórmico quando a velocidade é essencial, mas para uma boa preservação do tecido, o osso não deve ser deixado nesta solução de força mais do que o necessário (até 8 dias). Se a rapidez não for essencial, o tecido pode ser deixado na solução até 20 dias sem qualquer distorção do tecido.[3,17]

As vantagens da utilização do método de permuta iónica para a descalcificação óssea incluem detalhes celulares bem preservados, superiores aos obtidos com os métodos de descalcificação ácida, descalcificação mais rápida e eliminação da mudança diária de solução. Além disso, a resina, uma vez utilizada, pode ser recuperada para utilização posterior através de uma lavagem para remover o excesso de ácido, seguida de uma lavagem com água com amoníaco a 1%, tratamento durante a noite com oxalato de amónio saturado e lavagem final com água no dia seguinte.[17]

> Descalcificação electrolítica

Este método utiliza a eletrólise para encurtar o tempo necessário para a descalcificação de secções ósseas. Os materiais utilizados na técnica incluem um frasco de vidro durável que contém a solução de descalcificação ácida, na qual é imerso o conjunto de eléctrodos e a amostra de osso. A amostra de osso é suspensa por um ânodo de fio de platina no frasco, e os sais de cálcio insolúveis são transformados em sais ionizáveis pela ação do ácido na solução.[17]

Uma solução electrolítica descalcificante recomendada é uma mistura de 100 ml de ácido fórmico a 88%, 80 ml de ácido clorídrico e 820 ml de água destilada. A corrente fornecida por uma unidade de potência provoca um campo elétrico entre os eléctrodos, o que permite que os iões de cálcio migrem rapidamente da amostra (ânodo) para o elétrodo de carbono (cátodo). Os radicais ácidos migram do cátodo para o ânodo. A temperatura da reação é regulada em torno de 30^0 a 45^0 C. As temperaturas que excedam o limite superior de 45^0 C provocarão a desintegração da amostra. As soluções devem ser mudadas após 8 horas de utilização para garantir a velocidade máxima de descalcificação. Não é necessária uma lavagem prolongada da amostra após a eletrólise. Os tecidos são bem lavados em água alcalina e as secções imersas em carbonato de lítio antes da coloração. O tratamento com carbonato de lítio de uma secção cortada neutralizará qualquer ácido remanescente no tecido, de modo a que o ácido não possa interferir com qualquer procedimento de coloração.[3,7,17]

A principal vantagem do método eletrolítico reside no tempo reduzido necessário para a descalcificação completa. Este tempo mais rápido acelera o diagnóstico e permite uma melhor preservação dos padrões dos tecidos moles. As reacções de coloração são geralmente melhores, uma vez que o método actua com rapidez suficiente e os tecidos têm um tempo relativamente curto no banho de ácido. Geralmente, o osso esponjoso de 3 a 5 mm de espessura descalcifica-se em 45 minutos ou menos. Os ossos mais compactos demoram 16 horas ou mais. Uma desvantagem deste método é que só pode ser processado um número limitado de espécimes de cada vez.[17]

> Método de descalcificação por ultra-sons

A tecnologia única da descalcificação por ultra-sons permite a destruição rápida de estruturas cristalinas como o fosfato de cálcio, o fosfato de magnésio e o carbonato de cálcio. Em combinação com uma solução adequada, proporciona a máxima preservação do tecido celular. Todos os processos de difusão são significativamente acelerados pelo método ultrassónico.[17]

A vantagem da descalcificação é o facto de ser mais rápida e poupar até 75% de tempo nas biopsias da medula óssea. A caraterística adicional de arrefecer as amostras de tecido a uma temperatura de 17oC evita o aquecimento das amostras. Isto garante a preservação a 100% das estruturas morfológicas e da antigenicidade das amostras. Não há artefactos de encolhimento ou inchaço e todos os métodos histológicos e imuno-histoquímicos consecutivos podem ser aplicados a estas amostras.[8,17]

> Descalcificação por micro-ondas

A situação de mudança causada pela modernização no domínio da tecnologia médica levou à substituição das técnicas tradicionais por outras mais recentes. Mas as técnicas histológicas em histopatologia permanecem mais ou menos as mesmas, com apenas algumas alterações. Durante quase 100 anos, os passos seguidos para preparar tecidos para avaliação microscópica permaneceram inalterados, mas o tempo consumido por estes passos reduziu-se de vários dias para apenas 1 ou 2 dias e, atualmente, com o advento do processamento de tecidos por micro-ondas, reduziu-se para algumas horas. O diagnóstico pode ser efectuado no mesmo dia da biopsia, diminuindo assim o tempo de resposta (TAT), que é o intervalo de tempo entre a receção da amostra de biopsia e o envio do relatório.[18,19]

Princípio do micro-ondas

Uma micro-ondas é uma onda electromagnética não ionizante com uma frequência de 300 MHz a 300 GHz e que se encontra a meio caminho entre uma onda de rádio e a luz visível no espetro eletromagnético.[18,19] Esta forma de radiação não ionizante produz campos electromagnéticos alternados que resultam na rotação de moléculas dipolares, tais como a água e as cadeias laterais polares das proteínas, através de 180^0 C a uma taxa de 2,45 mil milhões de ciclos/segundo.[19] A cinética molecular assim induzida resulta na geração de um fluxo de energia que se mantém até ao fim da radiação.[4,20] A energia produzida pelas micro-ondas geradas num forno doméstico interage com as moléculas dipolares, conferindo-lhes energia cinética e alterando os campos eléctricos. Esta energia induz um campo dielétrico que leva a uma rápida oscilação das moléculas dipolares a cerca de 18^0 C, gerando calor que é rapidamente distribuído de forma homogénea no interior do tecido.[4,19] As micro-ondas funcionam provocando a rotação de moléculas polares ou carregadas. Por exemplo, na água, uma molécula de água tem um grande átomo de oxigénio ao qual estão ligados dois pequenos átomos de hidrogénio. As moléculas de água têm um lado carregado positivamente e um lado carregado negativamente, por isso, quando cargas negativas são aproximadas de um campo eletromagnético, há repulsão, uma vez que são cargas semelhantes, fazendo com que as moléculas girem, uma vez que são assimétricas, o movimento de rotação produz calor.[19] Substâncias diferentes sujeitas à mesma quantidade de energia de micro-ondas aquecerão a ritmos diferentes. Por exemplo, 100 ml de água necessitam de 2,2 vezes mais calor para aquecer do que 100 ml de álcool. Os materiais que aquecem mais rapidamente são compostos por moléculas polares não simétricas, que são facilmente rodadas pela energia das micro-ondas. A energia de rotação adquirida é transferida para o movimento aleatório aquando da colisão com outras moléculas. Os dipolos oscilantes são impedidos pela sua própria inércia e por forças de atrito retardadoras do meio envolvente. Quando as moléculas colidem, absorvem as micro-ondas e convertem a energia em energia cinética e térmica. Ao contrário do aquecimento convencional, o aquecimento por micro-ondas é feito a partir do interior (aquecimento interno) e o seu efeito ocorre em todo o material a ser irradiado.[7]

Quanto maior for o momento de dipolo de uma molécula, maior será a influência dos campos eléctricos alternados sobre ela e mais rápido será o processo de aquecimento. A água tem um valor dipolar de 6,17, o etanol de 5,64 e o 2-propanol de 5,54. Por outro lado, a parafina pura tem um momento dipolar de 0, o que significa que a sua estrutura molecular não é influenciada pelo contacto com micro-ondas.[20]

As micro-ondas podem passar através de algo com pouco ou nenhum efeito, ou podem ser reflectidas ou absorvidas. Algumas substâncias, como os plásticos, o vidro e as pastilhas de parafina, são consideradas "transparentes às micro-ondas" porque não são afectadas quando expostas à energia das micro-ondas. Outras substâncias, como o metal, reflectem as micro-ondas. Quando as substâncias absorvem a energia das micro-ondas, ficam excitadas e geram calor interno. É amplamente aceite que, à medida que a energia de micro-ondas é absorvida pelos tecidos, é convertida em energia cinética e química.[7]

Os três tipos de substâncias baseados no princípio acima referido são:[19]

1. Transparente para micro-ondas, por exemplo: Plástico, vidro, pastilhas de parafina

2. Refletor de micro-ondas, por exemplo: Metais

3. Absorvente de micro-ondas, por exemplo: Tecidos, proteínas

História das micro-ondas no histoprocessador

Foi em 1909 que G. Arendt descreveu o primeiro histoprocessador automático. Em 1910, todas as principais técnicas tinham sido desenvolvidas e muitos dos procedimentos que eram utilizados nessa altura ainda são seguidos atualmente. Os histoprocessadores convencionais limitaram-se a automatizar os procedimentos convencionais sem se esforçarem por reduzir o tempo de histoprocessamento.[20] Em 1970, Mayers foi o primeiro a desenvolver um método para determinar se a possibilidade teórica de produzir fixação histológica através do aquecimento por micro-ondas podia ser concretizada na prática. Login foi o primeiro a comunicar resultados satisfatórios da fixação por micro-ondas de amostras cirúrgicas e de autópsias. A técnica de micro-ondas foi aplicada pela primeira vez no processamento de tecidos em 1985 por Kok e Boon dos Países Baixos e Anthony Leong da Austrália. Foi na década de 1990 que o primeiro histoprocessador de micro-ondas foi lançado no mundo pela Milestone technology.[20,21]

Micro-ondas em histotécnica

A tecnologia de micro-ondas tornou-se familiar para os consumidores inicialmente sob a forma de fornos de micro-ondas domésticos que podiam cozinhar ou reaquecer alimentos numa fração do tempo exigido pelos fornos convencionais. A utilização de fornos de micro-ondas domésticos no laboratório de histologia começou lentamente na década de 1980. No entanto, atualmente, são normalmente utilizados para realizar procedimentos simples, como a estabilização de amostras, coloração, recuperação de epítopos e alguns procedimentos de descalcificação.[18]

No entanto, a falta de controlo sobre o aumento da temperatura e a incapacidade de manter a temperatura a um nível constante nos fornos domésticos levou à invenção de aparelhos de micro-ondas para uso laboratorial.[21]

Os dispositivos de micro-ondas de nível laboratorial estão a ganhar popularidade rapidamente. Fornecem sistemas sofisticados para monitorizar e controlar a energia, controlo preciso da temperatura, agitação para evitar a formação de camadas térmicas, várias caraterísticas de segurança e, mais importante, ventilação adequada.[22]

A descalcificação por micro-ondas é uma técnica nova em comparação com o método convencional. Neste método, os tecidos duros são colocados no agente descalcificante num forno de micro-ondas durante períodos intermitentes com mudanças regulares da solução até se atingir o ponto final. Foi demonstrado que a irradiação por micro-ondas acelera significativamente o processo de descalcificação - de dias para horas. Foi referido que a descalcificação do osso é acelerada em cerca de 10 vezes quando comparada com a descalcificação à temperatura ambiente.[4] As micro-ondas têm sido aplicadas em vários domínios da histopatologia, como a fixação, o histoprocessamento, a coloração rápida (de rotina, metálica e fluorescente) para estudos de microscopia de luz e eletrónica, a imunomarcação e a recuperação de antigénios.[7,21]

A escolha do agente descalcificante e do método é largamente ditada pela urgência do procedimento.

Efeitos das micro-ondas em amostras de tecido

Os procedimentos histológicos de rotina dependem de uma infiltração relativamente lenta de soluções a partir das superfícies exteriores e, se for aplicado calor, este tem de penetrar no interior da amostra por condução térmica. A exposição de secções finas de espécimes à energia de micro-ondas afecta todo o espécime instantânea e simultaneamente, facilitando a troca de soluções e acelerando as taxas de reação devido ao calor interno.[18]

Comparação entre o forno micro-ondas doméstico e o forno micro-ondas de laboratório

Tanto os dispositivos domésticos como os de laboratório podem ser utilizados para realizar muitos dos procedimentos num laboratório de histologia de rotina, mas a segurança, a reprodutibilidade e a qualidade das amostras são considerações importantes ao selecionar o melhor dispositivo para a sua operação. A frequência de 2,45 GHz foi selecionada para os fornos de micro-ondas domésticos porque é a frequência a que as moléculas polares, especialmente as moléculas de água, respondem fortemente e as micro-ondas mantêm uma boa intensidade mesmo a grande profundidade. Esta capacidade é essencial para cozinhar alimentos e é também prática para o trabalho em laboratórios de histologia.[18]

O forno de micro-ondas doméstico é bastante mais económico do que o forno de laboratório e dá quase os mesmos resultados que este último. A calibração dos fornos domésticos é essencial para obter resultados óptimos e a precisão da sonda de temperatura, a duração do tempo de ciclo e os níveis de potência líquida em várias definições devem ser determinados antes de o forno ser utilizado para processar tecidos. Mas os fornos de laboratório estão pré-programados para vários procedimentos. Ao contrário dos fornos de micro-ondas domésticos, o forno de micro-ondas de laboratório não produz pontos quentes ou aquecimento irregular nos tecidos devido à presença de um agitador magnético mantido por baixo, que proporciona um campo de irradiação uniforme. Os vapores de solventes tóxicos e inflamáveis gerados durante o processamento nem sempre podem ser adequadamente ventilados nos fornos domésticos e representam um perigo de ignição se o sistema elétrico não estiver protegido, ao contrário dos fornos de laboratório em que é criada uma ventilação adequada para a saída dos fumos.[23]

Aplicação de micro-ondas na fixação

O principal objetivo da fixação é impedir ou, pelo menos, travar a autólise dos tecidos, mantendo-os assim próximos do seu estado vivo. Este objetivo pode ser alcançado através da reticulação das proteínas, que as torna insolúveis. A aplicação de calor provoca a desnaturação parcial das proteínas, contribuindo assim para a fixação histológica dos tecidos.[7]

Mayers começou por desenvolver um método para determinar se a possibilidade teórica de produzir fixação histológica através do aquecimento por micro-ondas poderia ser alcançada na prática.[24] Posteriormente, muitos autores relataram resultados encorajadores na fixação de tecidos para microscopia de luz e eletrónica, imunohistoquímica e histoquímica.[25]

A palavra 'Fixação' é aplicada quando são utilizados fixadores químicos, e 'estabilização' se forem aplicados apenas efeitos físicos do aquecimento por micro-ondas. Quando é utilizada uma combinação de fixadores químicos e efeitos físicos, foi sugerido o termo "fixação estimulada por micro-ondas". Na maioria dos casos, a irradiação por micro-ondas tem sido utilizada para aumentar a difusão de um fixador químico no tecido. Desde a descoberta da fixação assistida por micro-ondas, não existia nenhum fixador químico que pudesse ser diretamente submetido a micro-ondas e que proporcionasse uma preservação morfológica equivalente à do formaldeído.[25]

A utilização de formaldeído em fornos de micro-ondas é fortemente desaconselhada, mesmo em dispositivos de micro-ondas concebidos para ventilar fumos perigosos enquanto a solução se encontra dentro da cavidade, devido ao risco de inalação dos fumos quentes de formaldeído que se evaporam à medida que são removidos do instrumento. Foram introduzidos na fixação por micro-ondas novos fixadores à base de glioxal (designação comercial: ID XL Plus) que não evaporam, mesmo a temperaturas elevadas.[26]

A tecnologia de micro-ondas foi aplicada pela primeira vez no domínio da histopatologia num estudo sobre a fixação histológica de amostras frescas utilizando calor de micro-ondas. Não houve perda de pormenores microscópicos e a coloração foi uniforme. O encolhimento observado foi ligeiro e os artefactos habituais foram ligeiros ou inexistentes. O tempo aproximado necessário para a fixação de tecido com menos de 5 mm de tamanho é de 20 minutos. A rapidez com que os MWs podem efetuar a fixação de amostras de biópsia grandes e pequenas é uma vantagem importante.[27,25]

Os procedimentos que se seguem podem ser adoptados para grandes laboratórios que necessitem de uma elevada rapidez de execução.[21,25]

1. Os espécimes continuam a ser enviados para o laboratório em formalina tamponada a 10%, uma precaução necessária para evitar a autólise que pode resultar de atrasos e outros contratempos que ocorrem durante o transporte de espécimes frescos.

2. Após o exame e a colheita de amostras, os espécimes com 2 mm de espessura são colocados em cassetes, completamente imersos em soro fisiológico, irradiados a uma temperatura de 62°C e mantidos a esta temperatura durante 30 s. Por conveniência, são colocadas 20 cassetes em cada um de três copos de soro fisiológico, equidistantemente localizados na periferia do prato rotativo do forno. Embora a preservação morfológica seja ligeiramente melhor a temperaturas mais elevadas, 62°C parece permitir uma preservação óptima do antigénio tecidular.

Aplicação de micro-ondas no processamento de tecidos

O processamento de tecidos realizado permite seccionar o tecido em secções finas de modo a ser visualizado microscopicamente. Este processo consiste numa série de passos em que os tecidos passam por vários reagentes, que finalmente permitem a secção. A difusão é a chave para o processamento. A difusão dos reagentes pode ser aumentada pela aplicação de calor, o que, por sua vez, reduz o tempo. O histoprocessamento por micro-ondas baseia-se no princípio da utilização de energia de micro-ondas para acelerar o processo de difusão de líquidos para dentro e para fora das amostras. Ao contrário dos processadores de tecidos convencionais, que utilizam uma série gradual de álcoois, um agente de limpeza, normalmente xileno e cera de parafina, num processo que dura toda a noite, o histoprocessamento por micro-ondas utiliza apenas três reagentes - álcool etílico a 100% para desidratação, isopropanol para o meio e parafina líquida para infiltração, num processo de quatro passos que envolve uma única mudança de álcool etílico e isopropanol e duas mudanças de parafina.[28]

O álcool pode ser utilizado várias vezes e a parafina pode ser reutilizada muitas vezes, possivelmente durante meses. Não são necessárias soluções de limpeza porque o álcool é evaporado do tecido antes da infiltração da parafina. A parafina tem de ser adicionada ao micro-ondas na forma líquida, uma vez que a energia do micro-ondas não derrete os grânulos de parafina. O processamento de tecidos por micro-ondas produziu, de forma reprodutível, material histológico de qualidade comparável à do processamento convencional de tecidos. Além disso, a utilização do processamento de tecidos por micro-ondas aumenta a segurança ao eliminar a formalina e o xileno do procedimento. O tempo aproximado necessário para o processamento é de 15 minutos para um programa curto e de 60 minutos para um programa longo.[29]

O efeito do processamento de tecidos convencional e por micro-ondas nos pormenores citoplasmáticos e nucleares de vários tecidos, como os tecidos epiteliais, fibrosos e glandulares, não mostrou uma variação estatisticamente significativa. De acordo com um estudo efectuado em tecidos processados por micro-ondas, o epitélio era de melhor qualidade do que o processado convencionalmente, mas o estroma apresentava condensação focal.[23] O tecido processado pelo método assistido por micro-ondas apresentou uma contração estatisticamente significativa inferior à dos tecidos processados por técnicas convencionais. No entanto, não se registou uma diferença significativa na quantidade de retração do tecido nas técnicas de processamento convencional e por micro-ondas.[28]

Aplicação de micro-ondas na coloração

A obtenção de boas imagens histológicas para uma interpretação bem sucedida é largamente regida por uma boa preparação e coloração das amostras. A coloração de secções de tecido e a preparação de células baseia-se na difusão do corante no tecido e na sua ligação ao substrato. A irradiação por micro-ondas tem sido benéfica para ambos. A irradiação por micro-ondas pode ser aplicada para acelerar as colorações de rotina, especiais, metálicas e imunofluorescentes. Os métodos de coloração que normalmente demoram minutos podem ser efectuados num forno micro-ondas em segundos; os que demoram horas, em minutos; e os que demoram dias ou mesmo semanas podem ser concluídos numa questão de horas utilizando técnicas de micro-ondas.[30,28]

A temperatura óptima para a maioria dos corantes não metálicos situa-se entre 550 e 600C e para os corantes metálicos entre 750C e 950C.[27] O processamento acelerado por micro-ondas é tão eficaz como a coloração tradicional mais lenta, reduz o tempo até 70% e as secções coram de forma idêntica com vários métodos, tais como o ácido periódico de Schiffs, Van Gieson, vermelho do Congo, tricrómio de Masson, azul de Alcian, mucicarmina de Mayer e métodos de prata.[27,31]

Vantagens do forno micro-ondas[32,33,34]

- Aumento do número de espécimes que podem ser processados
- Diminuição da quantidade de produtos químicos utilizados
- Não utilização de produtos químicos nocivos, como o xileno, que são reconhecidamente cancerígenos
- Diminuição do tempo de execução
- Processa um maior número de cassetes
- O diagnóstico no próprio dia reforçará o papel do patologista na gestão do doente com cancro
- Melhoria do ambiente de trabalho do pessoal do laboratório e melhor distribuição da carga de trabalho
- Redução dos custos de armazenamento e eliminação de reagentes
- Em poucas horas, os oncologistas e os clínicos podem aconselhar os doentes com base num diagnóstico definitivo
- O tratamento pode ser iniciado imediatamente
- Reduziu a ansiedade e o stress dos doentes ao fornecer resultados em poucas horas
- Melhorias drásticas na eficiência e na produtividade do laboratório

Desvantagens do forno micro-ondas [33,34]

- O micro-ondas de tecidos em formalina liberta grandes quantidades de vapores perigosos
- Caro
- Requer calibração e monitorização adequadas

Precauções [32]

- Ligar o sistema de ventilação da câmara ao sistema externo de evacuação de fumos
- Utilizar recipientes aprovados pelo fabricante
- Utilizar recipientes ventilados ou não cobertos quando não estiver a utilizar vácuo
- Utilizar um exaustor para trabalhar com reagentes perigosos, como a formalina
- Utilizar um detetor de fugas de micro-ondas para verificar a existência de fugas
- Inspecionar/limpar a câmara, o vedante da porta e as dobradiças
- Inspecionar/limpar as entradas de ar e os filtros (se equipados); substituir os filtros se necessário
- Não tapar bem os recipientes
- Não utilizar o micro-ondas sem carga
- Nunca utilizar acessórios metálicos no interior da unidade
- Evitar aquecer alimentos num forno micro-ondas utilizado para procedimentos laboratoriais
- Nunca respirar fumos quentes de reagentes, especialmente formalina

DETERMINAÇÃO DO PONTO FINAL DA DESCALCIFICAÇÃO

Devido aos efeitos nocivos do ácido nos tecidos, estes devem ser deixados nos fluidos descalcificantes durante o mínimo de tempo possível. Por conseguinte, é necessário determinar com exatidão o ponto final da descalcificação. A experiência permitirá efetuar um juízo de valor sobre o tempo aproximado necessário, dependendo da estrutura do tecido e do tamanho do bloco. Pequenas biópsias de osso esponjoso devem ser examinadas após 24 horas, e outras amostras diariamente após duas a três mudanças de fluido durante 24 horas.[16]

Tipos de determinação do ponto final[6,7]

a) Método físico

b) Método químico

c) Método radiográfico

a) Método físico[6,7]

- A experiência permitirá fazer um juízo de valor sobre o tempo aproximado necessário, consoante a estrutura do tecido e a dimensão do bloco.
- Mãos experientes podem dizer, pelo "tato" do tecido, se a descalcificação está completa.
- Não é recomendável sondar o tecido com uma agulha; pode ser útil dobrar ou aparar judiciosamente, mas isso danifica o tecido.
- Outro método utilizado foi o teste de perda ou ganho de peso, que fornece resultados relativamente bons e rápidos com todos os ácidos e EDTA.
- Embora ainda sejam utilizados, os testes físicos são considerados imprecisos e prejudiciais para os tecidos.
- Sondar, agulhar, cortar, dobrar ou apertar o tecido pode criar artefactos, por exemplo, rastos de agulha, separar o tumor mole do osso ou causar microfracturas falsas positivas de trabéculas finas, o que pode levar a um diagnóstico errado.

Teste de bolhas:

Os ácidos reagem com o carbonato de cálcio no osso para produzir dióxido de carbono, visto como uma camada de bolhas na superfície do osso. As bolhas dispersam-se com a agitação, mas voltam a formar-se, tornando-se mais pequenas à medida que é produzido menos carbonato de cálcio. Como teste de ponto final, o teste de bolhas é subjetivo e pouco fiável, mas pode ser utilizado como guia para verificar o progresso da descalcificação, ou seja, bolhas minúsculas indicam a presença de menos cálcio.

b) Método químico[6,7]

Este método depende da identificação do cálcio na solução descalcificante. Por conseguinte, o ponto final só pode ser detectado através da amostragem da alteração do fluido após a conclusão. Este método não pode ser utilizado após a descalcificação com EDTA; um método químico deste tipo é o teste do oxalato de cálcio.[6,7]

Este método consiste na deteção de cálcio em soluções ácidas por precipitação de hidróxido de cálcio insolúvel ou de oxalato de cálcio, mas não é adequado para soluções com mais de 10% de ácido, uma vez que a diluição resulta num teste menos sensível. Os reagentes necessários são o hidróxido de amónio concentrado e o oxalato de amónio aquoso saturado.

Este teste deve ser efectuado no final de cada dia e a solução descalcificante deve ser mudada todos os dias até os resultados indicarem uma descalcificação completa. São retirados 5 ml de líquido descalcificante do processo de descalcificação. Adiciona-se hidróxido de amónio, gota a gota. Se se formar um precipitado branco (hidróxido de cálcio) imediatamente após a adição do hidróxido de amónio, isso implica que está presente uma grande quantidade de cálcio, tornando desnecessário prosseguir. O teste pode ser interrompido e a mudança para uma solução descalcificante fresca pode ser efectuada nesta altura. Se o fluido estiver límpido após a adição de hidróxido de amónio, deve ser testado com oxalato de amónio. Adiciona-se oxalato de amónio ao fluido límpido e, se ocorrer precipitação, isso significa que o cálcio está presente em menor quantidade. Quando uma quantidade menor de cálcio está presente, demora mais tempo a formar um precipitado no fluido. Assim, se o líquido permanecer límpido após 30 minutos, presume-se que a descalcificação está completa.[3,6,7]

c) Método radiográfico[6,7,16]

Este é o teste mais sensível para a deteção de cálcio no osso ou calcificação de tecidos. O método é idêntico ao da radiografia de espécimes, utilizando um FAXITRON com uma definição de exposição convencional de aproximadamente 1 minuto, 30 kV e película de raios X Kodak X- OMAT na prateleira inferior. É possível expor vários espécimes ao mesmo tempo. Neste método, o ácido é lavado da amostra e colocado cuidadosamente numa folha de polietileno à prova de água em cima da película de raios X e exposto de acordo com as instruções. As amostras são deixadas sem qualquer perturbação até a película ser revelada e examinadas para deteção de calcificações.[6,16]

Os ossos com formas irregulares e espessura variável podem ocasionalmente induzir em erro na interpretação dos resultados. Este problema é resolvido comparando a radiografia de teste com a radiografia da amostra pré-descalcificação e correlacionando as áreas suspeitas de calcificação com as variações da amostra. As áreas de mineralização são facilmente identificadas com pequenas calcificações que são melhor visualizadas utilizando uma lupa de mão. A radiografia indica apenas a presença de objectos estranhos mais profundos e é necessário ter cuidado durante a microtomia para não danificar a faca.[6,7,16]

DESCALCIFICAÇÃO DA SUPERFÍCIE

Ocasionalmente, uma área inesperada de calcificação pode apenas tornar-se aparente quando um bloco de cera de parafina está a ser aparado. Se apenas estiver envolvida uma pequena área, é possível descalcificar a camada superficial invertendo o bloco em ácido clorídrico a 5% durante cerca de 1 hora. Este procedimento é menos drástico do que voltar a colocar o tecido em soluções aquosas. Dado que apenas as 30 pm superiores poderão ser descalcificadas, deve ter-se o cuidado de recolher as primeiras secções cortadas. Antes de cortar, o bloco deve ser lavado com água para evitar contaminar a faca ou o micrótomo com ácido.[6,16]

Os patologistas utilizam, por vezes, o termo confuso "descalcificação ligeira", para avisar a pessoa que efectua a maceração ou os histotecnologistas de que a amostra não deve ser excessivamente exposta à solução de descalcificação, de modo a evitar danos celulares ou na coloração de IHC. Na prática, uma descalcificação ligeira implica a necessidade de uma monitorização mais cuidadosa ou a utilização de um ácido mineral orgânico fraco, como o ácido fórmico, que não evita, de qualquer modo, a sobre-exposição.[16] Uma vez concluída a descalcificação, o ácido superficial deve ser lavado do tecido com água. Se houver algum atraso antes do processamento, o tecido deve ser reposto em solução salina formal. Embora existam defensores da neutralização do ácido antes do processamento, é provável que este seja totalmente eliminado pelos fluidos de processamento.[6,7,16]

NEUTRALIZAÇÃO DO ÁCIDO

Os ácidos podem ser removidos dos tecidos ou neutralizados quimicamente após a descalcificação estar completa. A neutralização química é efectuada através da imersão do osso descalcificado numa solução saturada de carbonato de lítio ou numa solução aquosa de bicarbonato de sódio a 5-10% durante várias horas. Muitos laboratórios limitam-se a lavar os espécimes com água corrente da torneira durante um período de tempo.[6] Tem sido recomendado que a lavagem em duas mudanças de álcool a 70% durante 12-18 horas antes de continuar com a desidratação no processamento, evitará a contaminação dos solventes de desidratação, embora o processo de desidratação remova o ácido juntamente com a água.[16]

Uma lavagem adequada com água pode geralmente ser efectuada em 30 minutos para amostras pequenas e em 14 horas para ossos maiores. Para a criomicrotomia, os tecidos descalcificados com ácido devem ser lavados em água e armazenados em formol salino contendo 15% de sacarose ou em PBS a 40°C antes da congelação. Os tecidos descalcificados em soluções de EDTA não devem ser colocados diretamente em álcool a 70%, uma vez que tal provoca a precipitação de EDTA residual no álcool e no interior do tecido. O precipitado não parece afetar a coloração do tecido, uma vez que o EDTA é eliminado durante estes procedimentos, mas pode ser percetível durante a microtomia ou armazenamento quando se forma uma crosta cristalina na superfície do bloco. Um enxaguamento com água após a descalcificação ou o armazenamento durante a noite em formol salino evitará este fenómeno.[6,7,16]

Quando estão presentes depósitos pesados de sais de cálcio nos tecidos, o corte das secções é facilitado pela descalcificação. As soluções ácidas são as mais utilizadas para a descalcificação de rotina de grandes quantidades de osso e tecido calcificado. O princípio subjacente à ação dos agentes descalcificantes ácidos envolve as solubilidades dos sais metálicos. O cálcio encontra-se nos ossos principalmente sob a forma de sais de carbonato e de fosfato, e estes sais são apenas ligeiramente solúveis em água. Um ácido actuará para libertar o cálcio da sua combinação com os aniões e afectará uma troca iónica para dar um sal de cálcio solúvel. Por exemplo, quando o ácido clorídrico é utilizado como agente descalcificante, o cálcio libertado combina-se com o ião cloreto para formar cloreto de cálcio, um sal de cálcio solúvel. Os iões de cálcio libertados permanecerão na própria solução descalcificante, sendo assim efetivamente removidos do osso.[6,7,16]

Os métodos de descalcificação, independentemente dos agentes desmineralizados utilizados, partilham a caraterística de serem acelerados quando agitados mecanicamente ou electroliticamente utilizando eléctrodos. Normalmente, as macerações e distorções podem ser demonstradas através da utilização de produtos químicos.[6,7] Em termos grosseiros, o tecido pode parecer inalterado, mas um estudo mais atento revela que os elementos celulares apresentam inchaço, contração, rutura, desfiamento e vacuolização não atribuíveis a condições patológicas. O agente descalcificante e o método utilizado serão em grande parte ditados pela urgência do procedimento, ou seja, se o relatório da biopsia está a ser aguardado pelo cirurgião, o objetivo do estudo (investigação ou diagnóstico), o tempo e os equipamentos disponíveis.[34]

O método convencional de descalcificação permite obter bons pormenores celulares globais, mas o problema reside no facto de demorar mais tempo a remover o cálcio do tecido duro, atrasando assim a elaboração do relatório. Para ultrapassar este problema, pode ser utilizado o método de descalcificação por micro-ondas, em que a remoção do cálcio do tecido é mais rápida devido à distribuição homogénea do calor gerado pelas micro-ondas. O diagnóstico pode ser efectuado num curto espaço de tempo, o que favorece o doente.[19,20] No entanto, existem poucos estudos sobre o método de descalcificação por micro-ondas, os procedimentos normalizados do método por micro-ondas, a calibração do micro-ondas e a melhor solução descalcificante em termos de tempo, pormenores do tecido e caraterísticas da coloração.

Pitol D L demonstrou que a duração do processo de descalcificação era 30 vezes mais rápida no método de micro-ondas, quando comparado com o método convencional.[35] Vongsavan e Matthews também demonstraram uma diminuição do tempo de descalcificação por radiação micro-ondas, que foi avaliada através da medição das taxas de remoção de cálcio de amostras de osso animal.[36]

Os estudos em animais revelaram que a taxa de descalcificação óssea era significativamente mais rápida utilizando um forno de micro-ondas doméstico do que à temperatura ambiente, pelo que encorajaram a utilização do forno de micro-ondas para a descalcificação óssea.[5] Outro estudo também corroborou este ponto de vista, uma vez que registou uma redução considerável do tempo de descalcificação com a ajuda de um forno de micro-ondas de cozinha, diminuindo assim os tempos de execução, minimizando os custos e melhorando a eficiência.[37] Outros estudos também registaram um aumento da velocidade de descalcificação utilizando um forno micro-ondas de cozinha em comparação com o método convencional de descalcificação.[4,38]

Poucos estudos referiram que as amostras descalcificadas em ácido nítrico sofriam uma descoloração amarela espontânea devido à formação de óxido nitroso, que era responsável por danos no tecido.[4,6,7] Moore R J realizou um estudo e observou que a coloração amarela do tecido que resulta da descalcificação prolongada com soluções de ácido nítrico pode prejudicar o aspeto macroscópico, mas não afecta as caraterísticas histológicas, uma vez que a cor é lixiviada da amostra durante o processamento.[8]

Num estudo recente de Sangeetha et al., a descalcificação de rotina foi comparada com o método de micro-ondas utilizando diferentes ácidos. Os seus resultados mostraram que, apesar de o EDTA ter dado os melhores resultados, o tempo de execução ainda não era muito satisfatório. Assim, o ácido nítrico a 5% utilizando o micro-ondas, que deu bons resultados com um tempo de execução mais rápido, pode ser utilizado por rotina.[4]

O método convencional de descalcificação, utilizando seis agentes descalcificantes, revelou que o EDTA e o ácido tricloroacético proporcionaram uma coloração e pormenores celulares gerais bons e comparáveis. No entanto, uma vez que o EDTA demora mais tempo a descalcificar, é preferível o ácido tricloroacético.[2]

O estudo de Mehmet Gul em animais, utilizando soluções descalcificantes de ácido fórmico a 5%, Decalcifier II (Surgipath Europe Ltd. Peterborough, Reino Unido) e Boidec-R (Bio Optica Milano, Itália), mostrou que o ácido fórmico a 5% é mais eficaz na preservação da estrutura natural do tecido ósseo e na qualidade das propriedades de coloração.[39] Outro estudo também demonstrou que o ácido fórmico é o melhor, com um tempo moderado de descalcificação, boa formação de fitas nas secções e coloração nuclear.[40]

CAPÍTULO 4. MATERIAIS E MÉTODOS

FONTE DAS AMOSTRAS DO ESTUDO

O estudo intitulado "Comparison of Microwave Decalcification with Manual method Using Three Different Decalcifying Solutions at Two Different Percentages - An in Vitro Study" (Comparação da descalcificação por micro-ondas com o método manual utilizando três soluções descalcificantes diferentes em duas percentagens diferentes - um estudo in vitro) foi efectuado no Departamento de Patologia Oral e Microbiologia, JSS Dental College and Hospital (uma faculdade constituinte da JSS University), Mysuru.

MATERIAL DE ESTUDO

O material de estudo consistiu num total de 72 dentes extraídos, incluindo pré-molares (extraídos para fins ortodônticos), recolhidos do Departamento de Cirurgia Oral do JSS Dental College and Hospital.

CRITÉRIOS DE INCLUSÃO

- Dentes com uma única raiz e um único canal radicular.
- Dentes pré-molares maxilares ou mandibulares intactos extraídos para fins ortodônticos.

CRITÉRIOS DE EXCLUSÃO

- Pré-molares extraídos com cáries, reabsorção radicular, fracturas, restaurações metálicas, anomalias de desenvolvimento ou qualquer outro dano na estrutura dentária.
- Pré-molares multirradiculares
- Qualquer outra classe de dentes

ARMAMENTÁRIO, MATERIAIS E REAGENTES

❖ **Armamentarium: (Fig: 1, 2, 3)**

1. Forno micro-ondas (LG, 800 watts, modelo 2049UW) colocado numa caixa de aço inoxidável equipada com ventilação.

2. Termómetro

3. Frascos de medição e frascos cónicos.

4. Frascos para armazenar soluções descalcificantes e frascos de borosil para descalcificação

❖ **Reagentes:**

- **Reagentes para fixação**

1. Formalina a 10%

- **Reagentes para descalcificação (Fig. 3 e 4)**

1. Ácido nítrico - 5% e 7%

2. Ácido fórmico - 5% e 7%

3. Ácido tricloroacético - 5% e 7%

❖ **Materiais e reagentes:**

- **Materiais e reagentes para processamento (Fig. 7)**

1. Frascos de vidro com diferentes graus de álcool isopropílico, acetona e xileno

2. Cápsulas para inclusão de tecidos

3. Banho de cera

4. Blocos "L

5. Cera de parafina

- **Materiais para seccionamento**

1. Micrótomo para tecidos moles (Leica RM2255)
2. Banho de água
3. Placa de aquecimento

- **Materiais e reagentes para coloração (Fig. 8)**

1. Coloração de hematoxilina e eosina (H & E)
2. Xileno como agente de limpeza
3. Álcool isopropílico
4. Álcool ácido (1% de ácido clorídrico em 70% de álcool isopropílico)
5. Frascos de Coplin
6. Lâminas de vidro, DPX, lamínula

CONCEPÇÃO DO ESTUDO

Um total de 72 dentes pré-molares unitários extraídos foram considerados como amostra. Foram divididos igualmente em dois grupos com base no método de descalcificação dos dentes: Grupo 1: Método de descalcificação convencional e Grupo 2: Método de descalcificação assistido por micro-ondas, totalizando assim 36 dentes para cada grupo. Como agentes descalcificadores foram utilizados três ácidos diferentes em duas concentrações diferentes (ácido nítrico - 5% e 7%, ácido fórmico - 5% e 7% e ácido tricloroacético - 5% e 7%). Em cada grupo, os 36 dentes foram divididos igualmente para serem estudados entre os seis diferentes agentes descalcificantes. Assim, considerou-se um tamanho de amostra de seis dentes para cada agente descalcificante. Os resultados foram registados para todos e foi feita uma comparação entre os agentes correspondentes de ambos os grupos para se chegar a conclusões.

Fluxograma da conceção do estudo

Single rooted premolars (72)

Conventional decalcification (36)			Microwave assisted decalcification (36)		
Nitric acid	Formic acid	Trichloroacetic acid	Nitric acid	Formic acid	Trichloroacetic acid
5%(6) 7%(6)	5%(6) 7%(6)	5%(6) 7%(6)	5%(6) 7%(6)	5%(6) 7%(6)	5%(6) 7%(6)

Nota: O número de dentes é mencionado entre parêntesis

METODOLOGIA

> **Preparação de soluções descalcificantes:**

1. Conc. Ácido nítrico (5ml) + água destilada (95ml) = 5% de ácido nítrico

2. Conc. Ácido nítrico (7ml) + água destilada (93ml) = 7% de ácido nítrico

3. Conc. Ácido fórmico (5 ml) + água destilada (95 ml) = 5% de ácido fórmico

4. Conc. Ácido fórmico (7ml) + água destilada (93ml) = 7% de ácido fórmico

5. Conc. Ácido tricloroacético (5 ml) + água destilada (95 ml) = 5% de ácido tricloroacético

6. Conc. Ácido tricloroacético (7ml) + água destilada (93ml) = 7% de ácido tricloroacético

> **Forno micro-ondas:**

Foi utilizado um forno de micro-ondas de cozinha da empresa LG com 800 watts, modelo 2049UW, uma vez que é mais económico do que o forno de laboratório e dá resultados igualmente bons. O forno de micro-ondas foi colocado numa caixa de aço inoxidável equipada com um respiradouro que permite a saída dos gases libertados pelos reagentes para o exterior do laboratório, a fim de evitar a inalação dos fumos tóxicos libertados. Um copo de vidro contendo 100 ml de água destilada foi pré-aquecido durante 30 segundos para aquecer o magnetrão, sendo depois retirada água destilada fresca e novamente irradiada para manter a temperatura a cerca de 41-43^0 C. Os tempos utilizados foram constantes para todos os reagentes e a temperatura foi padronizada. A calibração do tempo e da temperatura foi efectuada para cada lote do reagente.

> **Procedimento:**

As amostras de dentes foram lavadas cuidadosamente com água da torneira para remover os detritos após a extração. A porção apical do dente foi aparada para abrir o ápice para a injeção de formalina a 10% para fixação da polpa. Após a fixação, os dentes foram etiquetados de acordo com os critérios e levados para descalcificação. Os espécimes dentários foram descalcificados através do método convencional e do método assistido por micro-ondas, utilizando ácido nítrico, ácido fórmico e ácido tricloroacético a 5% e 7%. Cada amostra de dente foi suspensa num copo de borosil contendo a solução descalcificante até 100 ml, com a ajuda de um fio para ambos os métodos. Foram anotadas as horas exactas do início da descalcificação e a data para todas as amostras. Na descalcificação assistida por micro-ondas, a temperatura foi verificada em cada ciclo para manter a temperatura constante. Para ambos os métodos, o estado da descalcificação foi verificado diariamente ao fim do dia por método físico. Uma vez que o dente estava no ponto final da descalcificação, foi verificado pelo método químico utilizando o método do oxalato de cálcio da seguinte forma. O hidróxido de amónio foi adicionado gota a gota a 5 ml do líquido descalcificante utilizado para o processo de descalcificação. Se a solução se tornasse turva devido à formação de hidróxido de cálcio, a descalcificação era considerada incompleta e continuava mudando a solução descalcificante. Este procedimento foi repetido todas as noites até se obter uma solução límpida, o que significava que a descalcificação estava completa. Esta situação foi ainda verificada adicionando oxalato de amónio saturado à solução límpida. Se a solução se mantivesse límpida mesmo depois disto, considerava-se que a descalcificação estava completa e, se estivesse turva, continuava-se o procedimento até se obter uma solução límpida. A solução de descalcificação foi mantida diariamente até 100 ml, tendo sido preparada uma nova solução de descalcificação todos os dias e mudada.

Uma vez atingido o ponto final, as amostras de dentes foram mantidas para lavagem com água da torneira durante 24 horas para remoção dos ácidos dos dentes que, de outra forma, alterariam o processamento posterior dos tecidos. Após a lavagem com água, as amostras de dentes foram avaliadas macroscopicamente para observar qualquer descoloração, rasgadura ou contração dos tecidos e, em seguida, levadas para o processamento de rotina. Os blocos de dentes foram etiquetados e a secção foi feita utilizando um micrótomo de tecidos moles, seguido de coloração H & E de rotina. Além disso, as secções processadas e coradas com H & E foram analisadas microscopicamente quanto a detalhes estruturais gerais e caraterísticas de coloração. Estas foram registadas para ambos os grupos de estudo, em todos os diferentes ácidos e diferentes percentagens de ácidos utilizados para a descalcificação. Os resultados foram tabulados e analisados estatisticamente utilizando o teste V de Cramer para comparar os parâmetros entre os espécimes sujeitos a descalcificação convencional e assistida por micro-ondas.

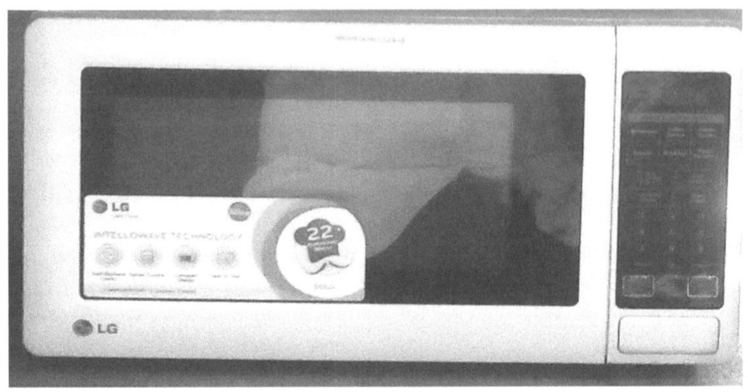

Fig 1: Forno micro-ondas (LG, 800 watts, modelo 2049UW).

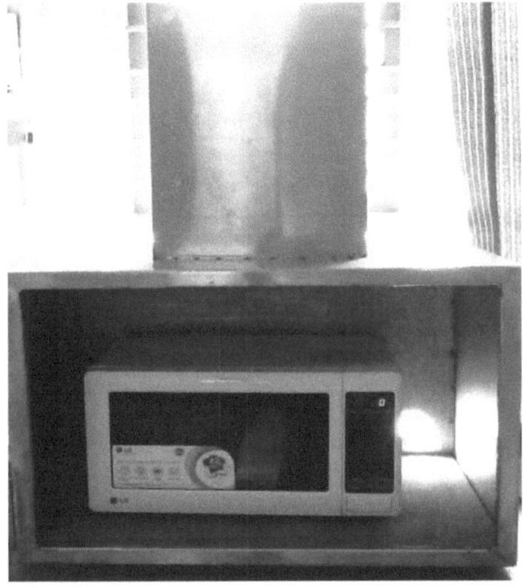

Fig 2: Forno micro-ondas colocado numa caixa de aço inoxidável equipada com ventilação.

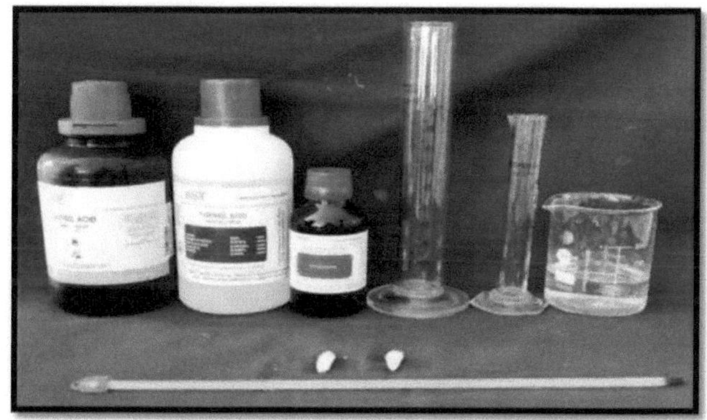

Fig. 3: Armamentário com frascos de medição, termómetro, amostra de dente, ácido nítrico, ácido fórmico e ácido tricloroacético,

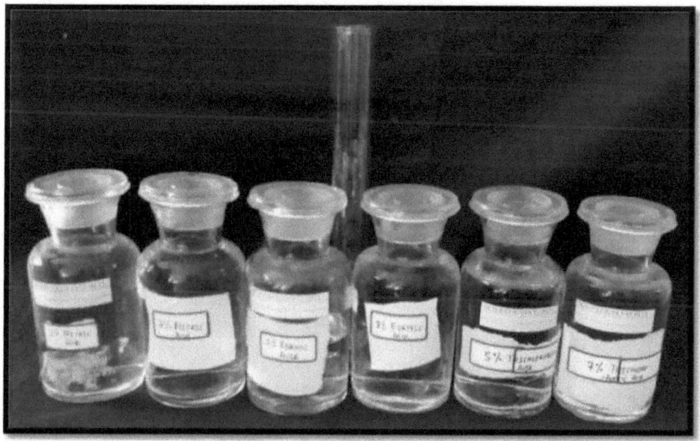

Fig 4: Ácidos preparados e armazenados em frascos de acordo com as percentagens (5% e 7% de ácido nítrico, 5% e 7% de ácido fórmico e 5% e 7% de ácido tricloroacético)

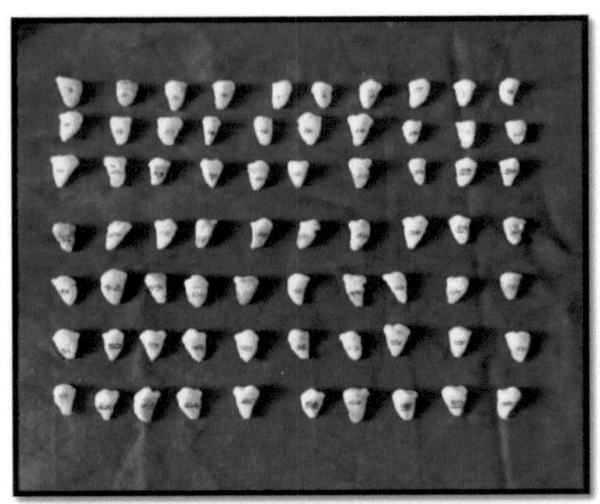

Fig. 5: Dente pré-molar radicular unitário extraído

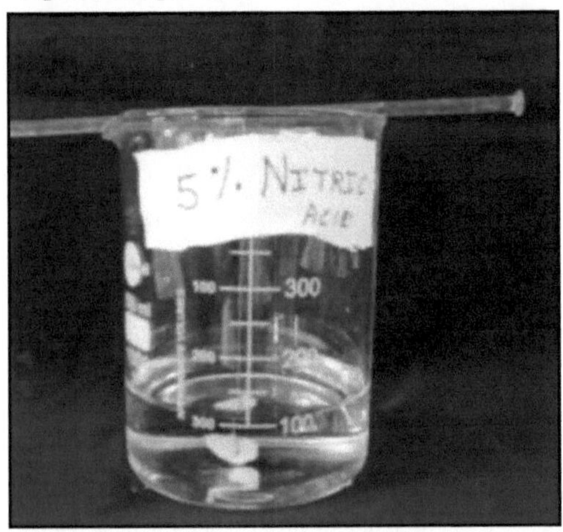

Fig 6: Copo contendo dente que é suspenso numa solução descalcificada com a ajuda de um fio

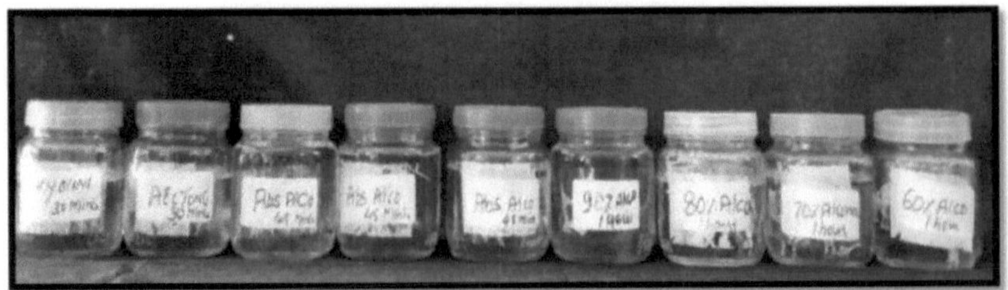

Fig. 7: Processamento manual de tecidos

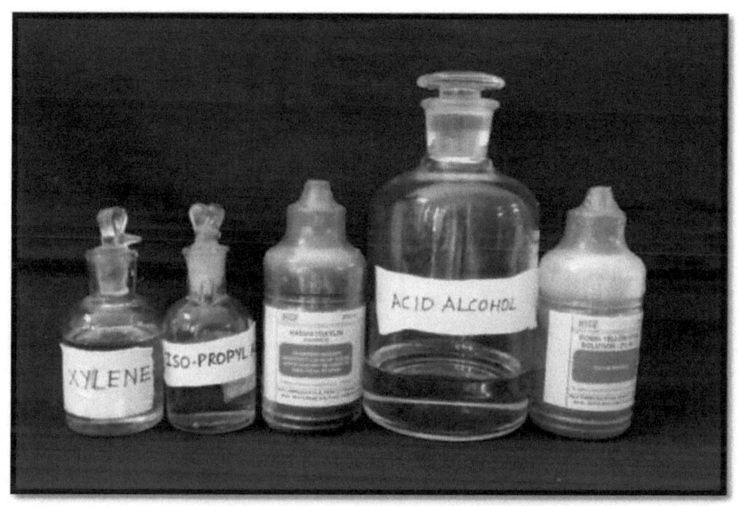

Fig. 8: Armamento para a coloração

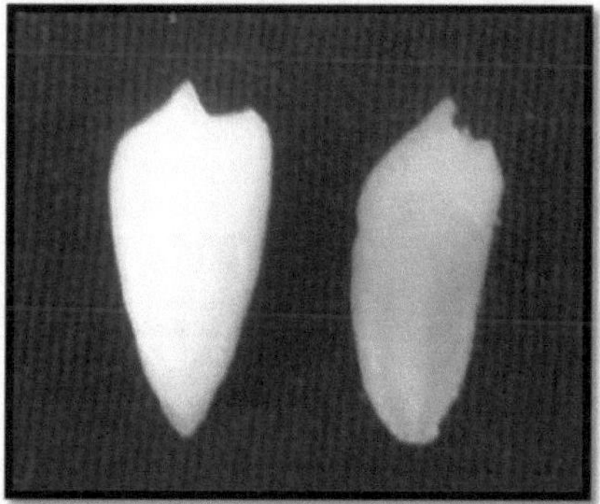

Fig. 9: Descoloração: Mudança de cor amarela no dente após descalcificação com ácido nítrico em comparação com o dente antes da descalcificação

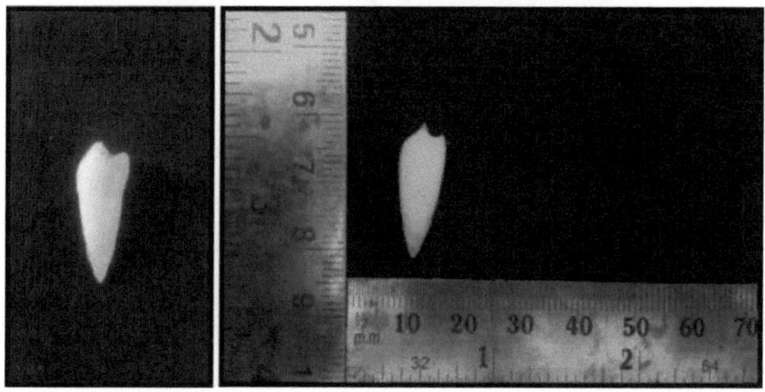

Fig. 10: Comparação da dilaceração e contração do dente antes e depois da descalcificação com ácido fórmico

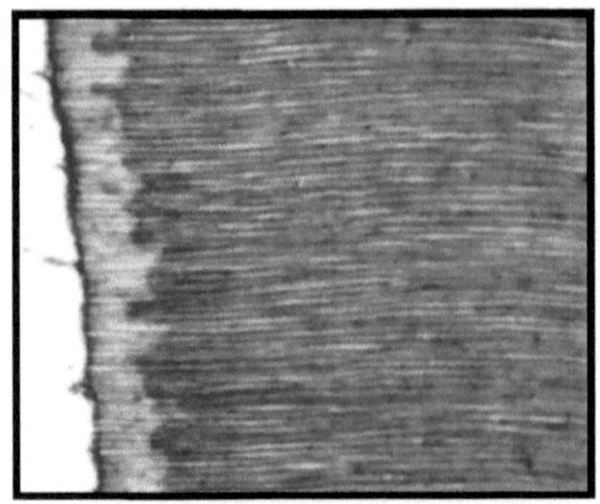

Fig 11: H& E (10X) section of 5% Nitric acid [microwave method]

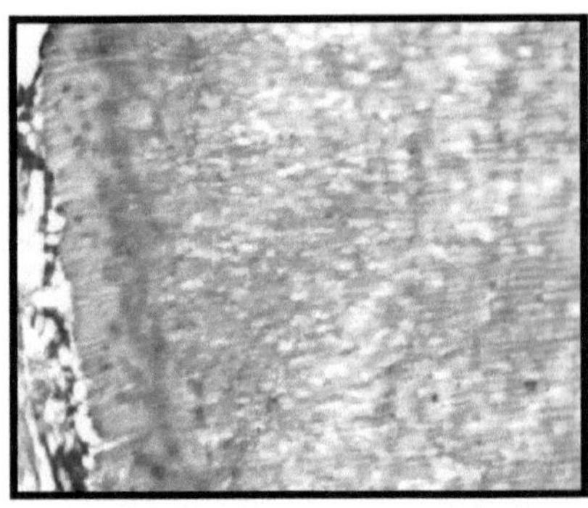

Fig 12: H & E (10X) section of 5% Nitric acid [conventional method]

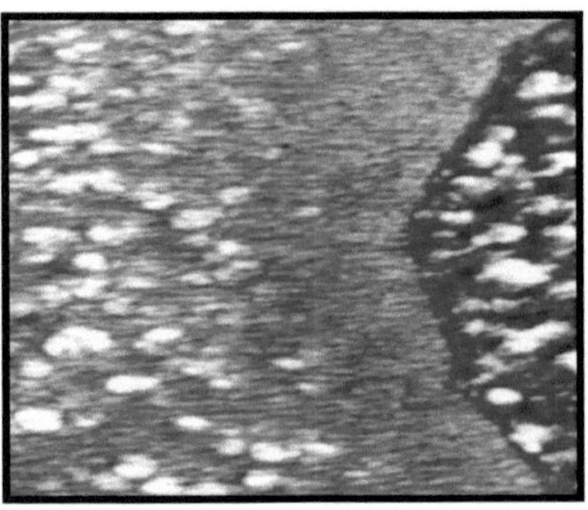

Fig 13: H & E (10X) section of 7% Nitric acid [microwave method]

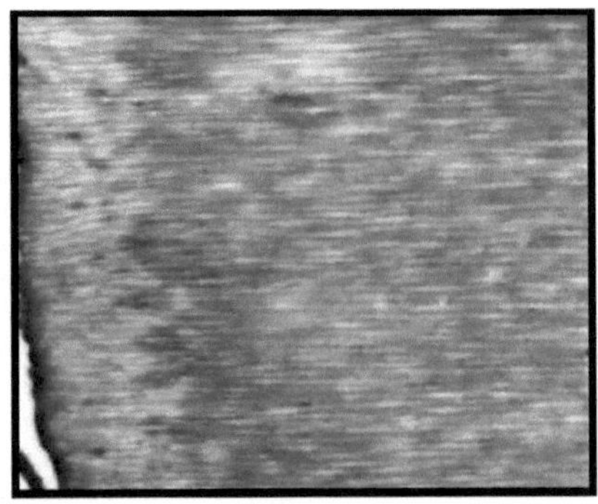

Fig 14: H& E (10X) section of 7% Nitric acid [conventional method]

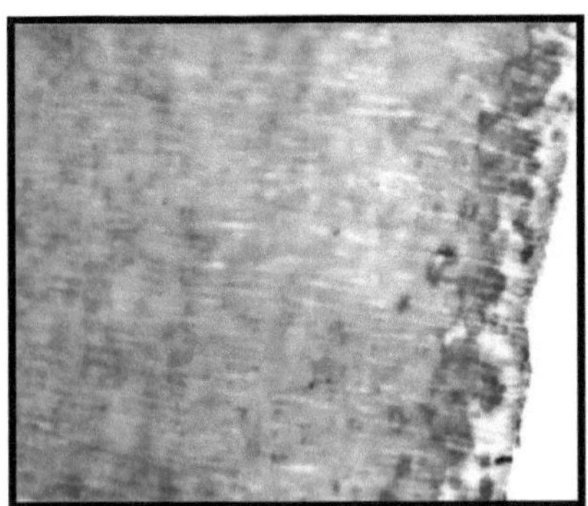

Fig 15: H & E (10X) section of 5% Formic acid [microwave method]

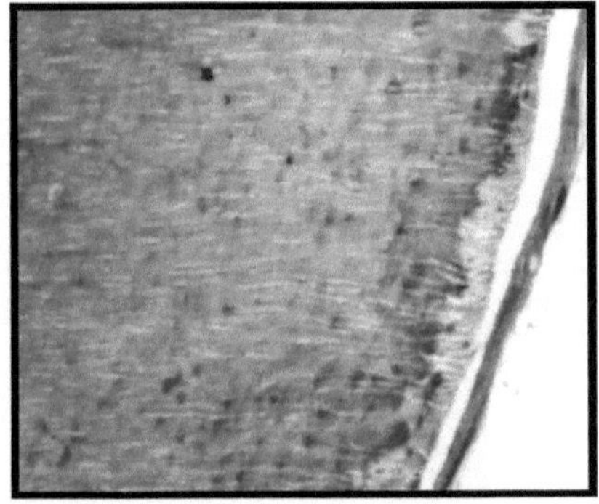

Fig 16: H & E (10X) section of 5% Formic acid [conventional method]

Fig 17: H & E (10X) section of 7% Formic acid [microwave method]

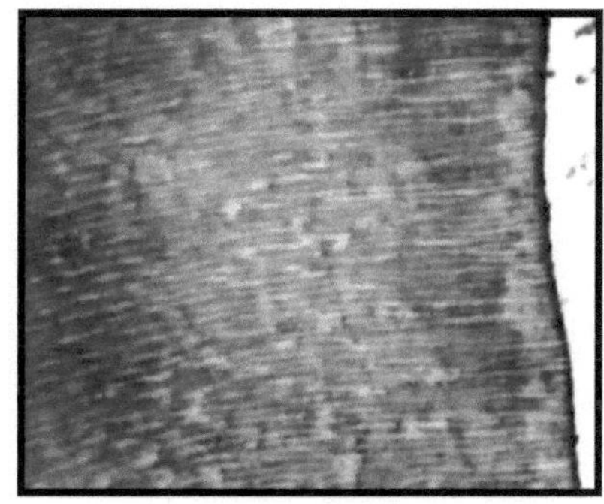

Fig 18: H & E (10X) section of 7% Formic acid [conventional method]

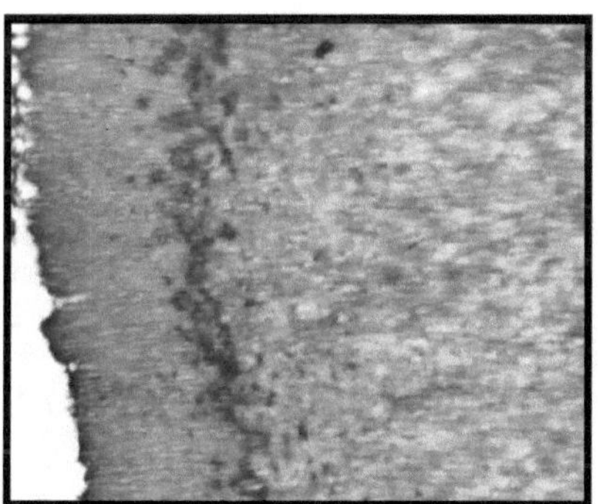

Fig 19: H & E (10X) section of 5% Trichloroacetic acid [microwave method]

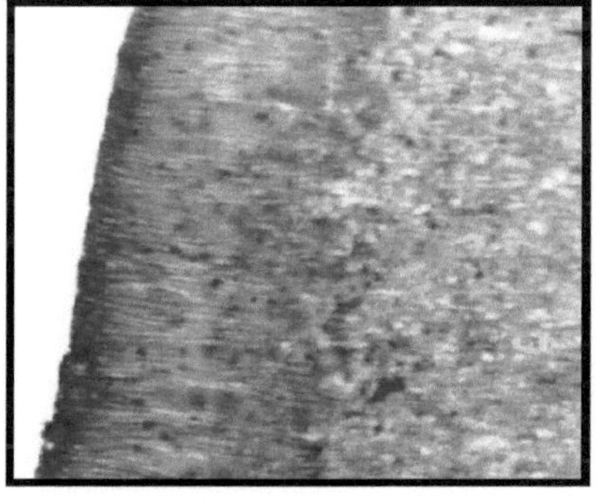

Fig 20: H & E (10X) section of 5% Trichloroacetic acid [conventional method]

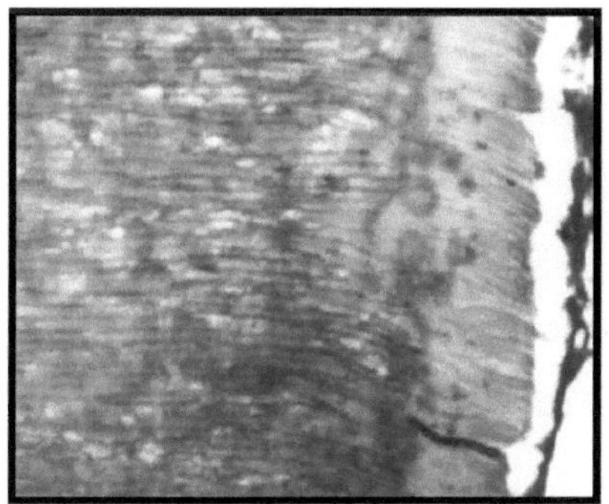

Fig 21: H & E (10X) section of 7% Trichloroacetic acid [microwave method]

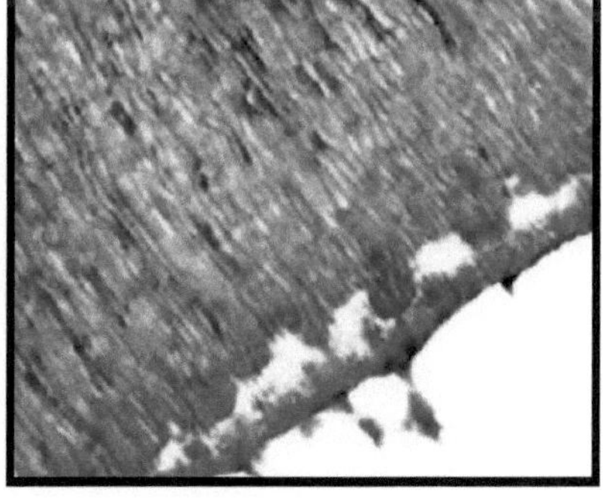

Fig 22: H & E (10X) section of 7% Trichloroacetic acid [conventional method]

CAPÍTULO 5. RESULTADOS

Para o estudo, foram utilizados 72 pré-molares unitários extraídos. Foram considerados dois grupos de estudo (Grupo 1: Método de descalcificação convencional e Grupo 2: Método de descalcificação por micro-ondas) e o total de 72 dentes extraídos foi dividido em 36 dentes para cada grupo. Os dentes foram descalcificados e comparados macroscopicamente e microscopicamente para encontrar a melhor solução descalcificante e a percentagem a utilizar no que respeita à velocidade, tempo de descalcificação, preservação da estrutura dos tecidos e eficácia da coloração pelo método de micro-ondas, mantendo o método convencional como padrão de comparação. Os resultados foram registados e os dados foram analisados estatisticamente. Os resultados são aqui apresentados sob os títulos dos vários parâmetros considerados para o estudo.

1. Duração ou tempo necessário para a descalcificação:

2. Critérios macroscópicos:

a) Descoloração dos dentes

b) Rasgamento e retração dos tecidos

3. Critérios microscópicos:

a) Pormenores estruturais gerais

b) Caraterísticas gerais da coloração

1. Duração ou tempo necessário para a descalcificação: Dos dois métodos utilizados para avaliar a velocidade de descalcificação dos dentes, o método de descalcificação assistido por micro-ondas foi mais rápido do que o método convencional em todos os diferentes agentes descalcificantes utilizados. Utilizando o método de micro-ondas, o ácido nítrico a 5% e 7% demorou 2 dias a descalcificar a estrutura dentária, seguido do ácido tricloroacético a 7% e 5%, que demorou 13 dias e 18 dias, respetivamente. O tempo máximo de descalcificação foi dado pelo ácido fórmico a 7% e 5%, que demorou 20 e 21 dias, respetivamente. No entanto, a descalcificação pelo método convencional mostrou resultados semelhantes em relação ao tempo e ao agente descalcificante, mas foi muito lenta e não comparável ao método assistido por micro-ondas em nenhum dos ácidos utilizados. (Tabela 4 & Gráfico 1) Assim, o processo de descalcificação foi mais rápido pelo método de micro-ondas do que pelo método convencional. Este facto foi considerado estatisticamente significativo ($p < 0,05$). (Tabela 5)

2. Critérios macroscópicos: Os pormenores macroscópicos da superfície dos dentes foram analisados para detetar qualquer descoloração, rasgadura e retração. Foram mantidos registos dos dentes antes e depois da descalcificação relativamente a estes aspectos. A análise foi efectuada a olho nu, mantendo o espécime sobre um fundo limpo, sob luz natural, como presente ou ausente.

a. Descoloração: Não houve diferença na descoloração dos dentes por ambos os métodos. Observou-se que a descoloração dos dentes foi produzida quando o ácido nítrico a 5% e 7% (Fig. 9) foi utilizado como agente descalcificante por ambos os métodos, enquanto os espécimes de dentes que não mostraram qualquer descoloração quando sujeitos a ácido tricloroacético e ácido fórmico como agentes descalcificantes. (Tabela 6 e Gráfico 2) Assim, o ácido nítrico utilizado em qualquer uma das percentagens, independentemente dos métodos, mostrou descoloração dos dentes em comparação com outros agentes descalcificantes e foi também estatisticamente significativo. (Tabela 7)

b. Rasgamento e retração: Entre todos os dentes descalcificados, a maioria dos dentes que apresentaram sinais de rasgamento e retração (Fig. 10) foram os dentes descalcificados com ácido fórmico ou ácido tricloroacético em qualquer das percentagens, tanto no método convencional como no método de micro-ondas. O ácido nítrico a 5% não mostrou qualquer rasgadura ou contração, mas o ácido nítrico a 7% produziu rasgadura e contração dos dentes, que foi mínima, em ambos os métodos. (Tabela 8 & Gráfico 3) Assim, em comparação com os outros agentes descalcificadores, o ácido fórmico e o ácido tricloroacético produziram maioritariamente dilaceração e contração dos dentes, o que foi estatisticamente significativo. (Tabela 9)

3. Critérios microscópicos: Os detalhes microscópicos dos dentes foram analisados com base nos detalhes estruturais gerais e na coloração geral. Os parâmetros foram divididos em bom, regular ou mau, com base nos achados na maioria dos dentes em cada categoria. Foram classificados como regular a mau ou regular a bom quando igual número de dentes apresentava ambos os graus.

a) Pormenores estruturais gerais: Classificação

Bom: se a camada odontoblástica estiver bem definida com predentina e túbulos dentinários com processo odontoblástico

Justo: Se a camada odontoblástica estiver bem definida com predentina mas os túbulos dentinários sem processo odontoblástico

Fraco: Se a camada odontoblástica com predentina não estiver bem definida e sem processo odontoblástico

b) Pormenores gerais da coloração: Classificação

Bom: Túbulos dentinários e polpa com coloração uniforme

Razoável: Túbulos dentinários e polpa com coloração uniforme na maioria das áreas, mas com manchas focais

Mau: Coloração irregular e manchas com uma apreciação incorrecta da estrutura

a. Pormenores estruturais gerais: Quando os detalhes celulares foram observados, alguns ácidos mostraram melhores resultados no método convencional do que no método de micro-ondas (5% de ácido nítrico, 5% e 7% de ácido fórmico, 7% de ácido tricloroacético) (Fig: 10, 16, 18, 22) e outros mostraram melhores detalhes no método de micro-ondas (5% de ácido nítrico, 5 e 7% de ácido tricloroacético). (Fig. 11, 19, 21) Foram obtidos resultados igualmente bons com ácido nítrico a 5% e ácido tricloroacético a 5%, independentemente do método utilizado (Quadro 10 e Gráfico 3). Estes resultados não foram estatisticamente significativos. (Tabela 11)

b. Coloração geral: No método de micro-ondas, o ácido nítrico a 5% (Fig. 11) apresentou boas caraterísticas de coloração, o ácido fórmico a 5% e 7% (Fig. 15 e 17) e o ácido tricloroacético a 7% (Fig. 21) apresentaram caraterísticas de coloração razoáveis. No método convencional, o ácido tricloroacético a 5% (Fig. 20) mostrou uma boa coloração geral do tecido e o ácido fórmico a 5% e 7% (Fig. 16 e 18) e o ácido tricloroacético a 7% (Fig. 22) mostraram caraterísticas de coloração razoáveis. (Tabela 12 e Gráfico 5) De todos os dentes descalcificados, o método de descalcificação por micro-ondas mostrou caraterísticas de coloração ligeiramente melhores do que o método convencional, o que foi estatisticamente significativo. (Tabela 13)

Quadro 4
Duração da descalcificação

Ácidos utilizados	Descalcificação convencional	Descalcificação assistida por micro-ondas
5% de ácido nítrico	15 dias	2 dias
7% de ácido nítrico	12 dias	2 dias
5% de ácido fórmico	42 dias	21 dias
7% de ácido fórmico	40 dias	20 dias
Ácido tricloroacético a 5%	39 dias	18 dias

7% Ácido tricloroacético	16 dias	13 dias

Gráfico 1:

Duração da descalcificação

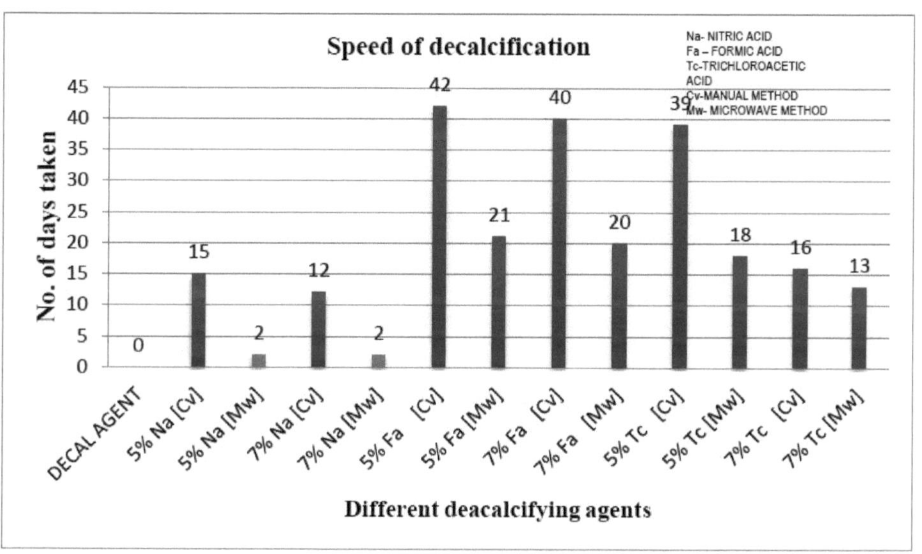

Quadro 5

Dados estatísticos da duração da descalcificação

	Dias						**Total**
	< 5 dias	**11-15 dias**	**16-20 dias**	**21-25 dias**	**36-40 dias**	**41-45 dias**	
Convencional	0	12	6	0	12	6	36
Micro-ondas	12	6	12	6	0	0	36
Total	12	18	18	6	12	6	72

Medidas simétricas			
		Valor	**Aprox. Sig.**
Nominal por Nominal	Phi	.745	.000
	Cramer's V	.745	.000
N de casos válidos		72	

Quadro 6

Parâmetro macroscópico: Descoloração dos dentes

Ácidos utilizados	Descalcificação convencional	Descalcificação assistida por micro-ondas
5% de ácido nítrico	Presente	Presente
7% de ácido nítrico	Presente	Presente
5% de ácido fórmico	Ausente	Ausente
7% de ácido fórmico	Ausente	Ausente
Ácido tricloroacético a 5%	Ausente	Ausente
7% Ácido tricloroacético	Ausente	Ausente

Gráfico 2:

Parâmetro macroscópico - Descoloração dos dentes

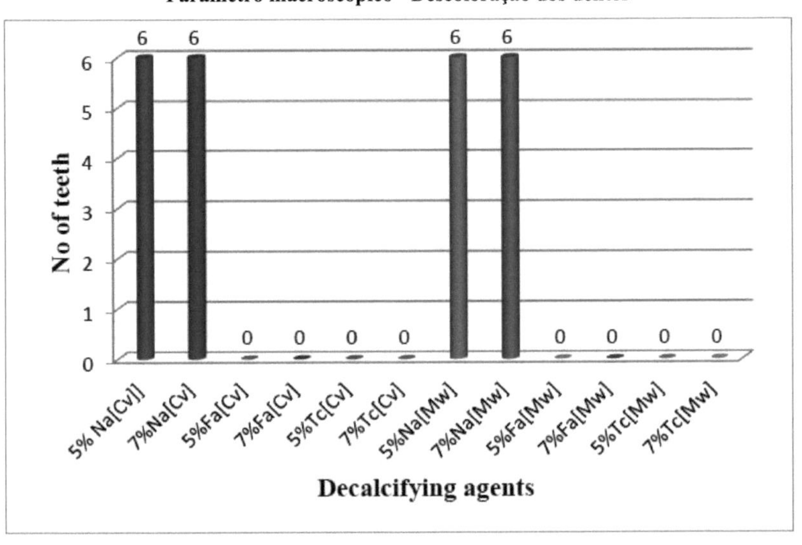

Quadro 7

Dados estatísticos do parâmetro macroscópico - Descoloração dos dentes

		Descoloração		Total
		Não	Sim	
CvNa5%	Contagem no grupo	0	6	6
CvNa7%	Contagem no grupo	0	6	6
CvFa5%	Contagem no grupo	6	0	6
CvFa7%	Contagem no grupo	6	0	6

CvTc5%	Contagem no grupo	6	0	6
CvTc7%	Contagem no grupo	6	0	6
MwNa5%	Contagem no grupo	0	6	6
MwNa7%	Contagem no grupo	0	6	6
MwFa5%	Contagem no grupo	6	0	6
MwFa7%	Contagem no grupo	6	0	6
MwTc5%	Contagem no grupo	6	0	6
MwTc7%	Contagem no grupo	6	0	6
Total	Contagem % no grupo	48	24	72

Medidas simétricas			
		Valor	**Aprox. Sig.**
Nominal por Nominal	Phi	1.000	.000
	Cramer's V	1.000	.000
N.º de casos válidos		72	

Quadro 8

Parâmetro macroscópico - Rasgamento e contração dos dentes

Ácidos utilizados	Descalcificação convencional	Descalcificação assistida por micro-ondas
5% de ácido nítrico	Ausente	Ausente
7% de ácido nítrico	Presente minimamente	Presente minimamente
5% de ácido fórmico	Presente	Presente
7% de ácido fórmico	Presente	Presente
Ácido tricloroacético a 5%	Presente	Presente
7% Ácido Tricloroacético	Presente	Presente

Gráfico 3:

Parâmetro macroscópico - Rasgamento e contração dos dentes

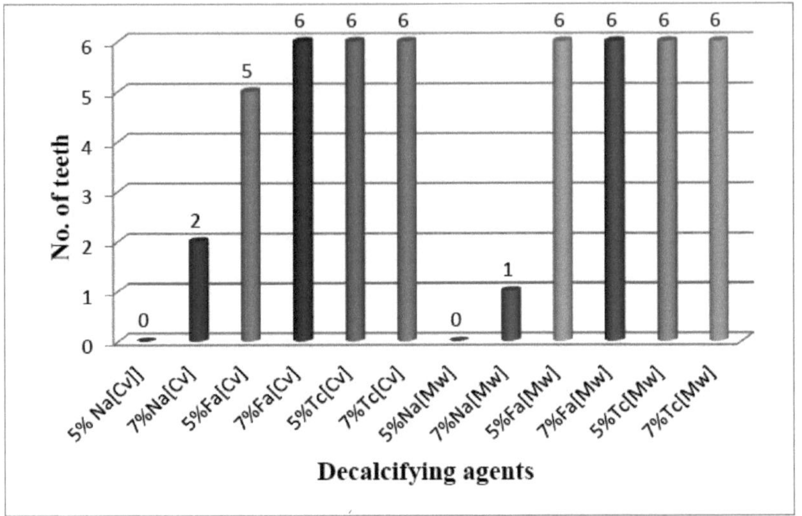

Quadro 9

Dados estatísticos do parâmetro macroscópico - Rasgamento e contração dos dentes

		Rasgamento e encolhimento		Total
		Não	Sim	
CvNa5%	Contagem no grupo	6	0	6
CvNa7%	Contagem no grupo	4	2	6
CvFa5%	Contagem no grupo	1	5	6
CvFa7%	Contagem no grupo	0	6	6
CvTc5%	Contagem no grupo	0	6	6
CvTc7%	Contagem no grupo	0	6	6
MwNa5%	Contagem no grupo	6	0	6
MwNa7%	Contagem no grupo	5	1	6
MwFa5%	Contagem no grupo	0	6	6
MwFa7%	Contagem no grupo	0	6	6
MwTc5%	Contagem no grupo	0	6	6
MwTc7%	Contagem no grupo	0	6	6
Total	Contagem	22	50	72

	% dentro do grupo	30.6%	69.4%	100.0%

Medidas simétricas			
		Valor	Aprox. Sig.
Nominal por Nominal	Phi	.896	.000
	Cramer's V	.896	.000
N.º de casos válidos		72	

Quadro 10

Parâmetro microscópico - Pormenores estruturais gerais

Ácidos utilizados	Descalcificação convencional	Descalcificação assistida por micro-ondas
5% de ácido nítrico	Bom	Bom
7% de ácido nítrico	Razoável a medíocre	Razoável a bom
5% de ácido fórmico	Bom	Razoável a bom
7% de ácido fórmico	Bom	Razoável a bom
Ácido tricloroacético a 5%	Bom	Bom
7% Ácido tricloroacético	Razoável a bom	Bom

Gráfico 4:

Parâmetro microscópico - Pormenores estruturais gerais

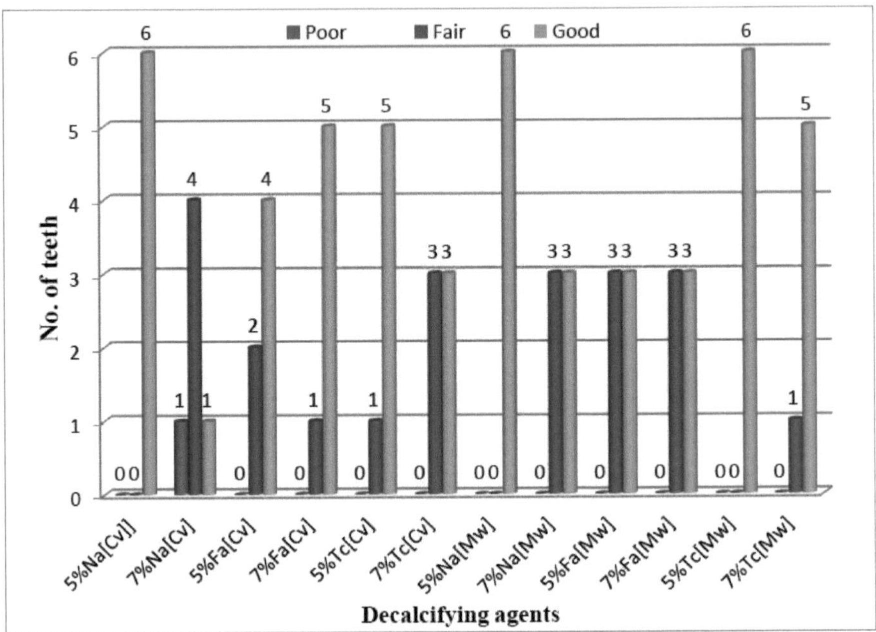

Quadro 11

Dados estatísticos do parâmetro microscópico - Detalhes estruturais gerais

		Pormenores estruturais gerais			Total
		Pobres	Justo	Bom	
CvNa5%	Contagem no grupo	0	0	6	6
CvNa7%	Contagem no grupo	1	4	1	6
CvFa5%	Contagem no grupo	0	2	4	6
CvFa7%	Contagem no grupo	0	1	5	6
CvTc5%	Contagem no grupo	0	1	5	6
CvTc7%	Contagem no grupo	0	3	3	6
MwNa5%	Contagem no grupo	0	0	6	6
MwNa7%	Contagem no grupo	0	3	3	6
MwFa5%	Contagem no grupo	0	3	3	6
MwFa7%	Contagem no grupo	0	3	3	6
MwTc5%	Contagem no grupo	0	0	6	6

MwTc7%	Contagem no grupo	0	1	5	6
Total	Contagem	1	21	50	72
	% dentro do grupo	1.4%	29.2%	69.4%	100.0%

Medidas simétricas			
		Valor	**Aprox. Sig.**
Nominal por Nominal	Phi	.649	.110
	Cramer's V	.459	.110
N.º de casos válidos		72	

Quadro 12

Parâmetro microscópico - Coloração geral

Ácidos utilizados	**Descalcificação convencional**	**Descalcificação assistida por micro-ondas**
5% de ácido nítrico	Razoável a bom	Bom
7% de ácido nítrico	Razoável a medíocre	Razoável a medíocre
5% de ácido fórmico	Justo	Justo
7% de ácido fórmico	Justo	Justo
Ácido tricloroacético a 5%	Bom	Razoável a bom
7% Ácido tricloroacético	Justo	Justo

Gráfico 5:

Parâmetro microscópico - Coloração geral

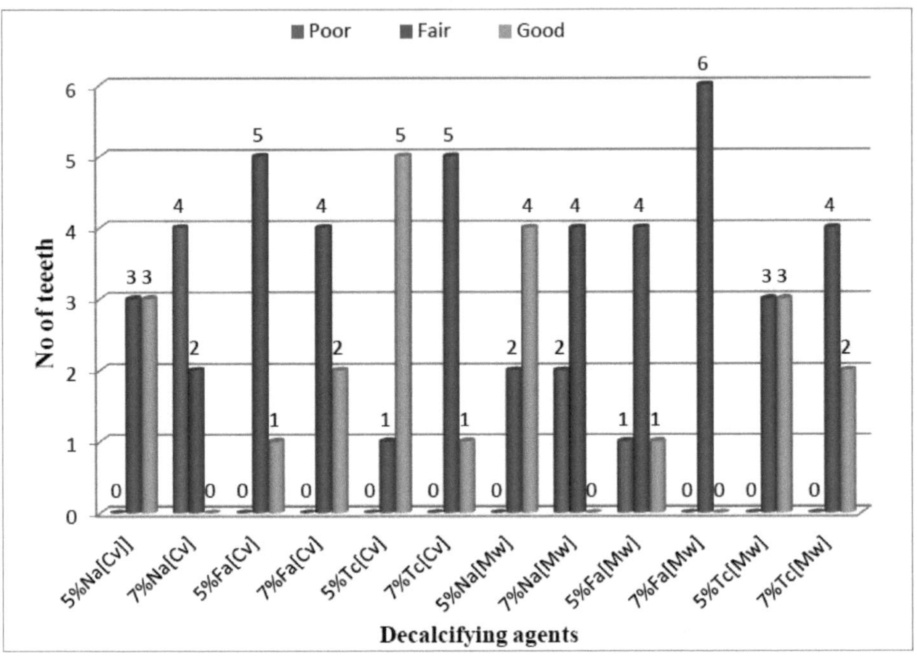

Quadro 13

Dados estatísticos do parâmetro microscópico - coloração geral

		Coloração geral			Total
		Pobres	Justo	Bom	
CvNa5%	Contagem no grupo	0	3	3	6
CvNa7%	Contagem no grupo	4	2	0	6
CvFa5%	Contagem no grupo	0	5	1	6
CvFa7%	Contagem no grupo	0	4	2	6
CvTc5%	Contagem no grupo	0	1	5	6
CvTc7%	Contagem no grupo	0	5	1	6
MwNa5%	Contagem no grupo	0	2	4	6
MwNa7%	Contagem no grupo	2	4	0	6
MwFa5%	Contagem no grupo	1	4	1	6
MwFa7%	Contagem no grupo	0	6	0	6
MwTc5%	Contagem no grupo	0	3	3	6

MwTc7%	Contagem no grupo	0	4	2	6
Total	Contagem	7	43	22	72
	% dentro do grupo	9.7%	59.7%	30.6%	100.0%

Medidas simétricas			
		Valor	**Aprox. Sig.**
Nominal por Nominal	Phi	.846	.000
	Cramer's V	.598	.000
N.º de casos válidos		72	

CAPÍTULO 6. DEBATE

Quando o procedimento de descalcificação não pode esperar uma semana ou quinze dias, como no método convencional, há necessidade de um método mais rápido sem comprometer a qualidade do tecido que está a ser estudado. Assim, o presente estudo teve como objetivo avaliar o método de descalcificação por micro-ondas quanto à duração mais rápida da descalcificação, com preservação da estrutura do tecido e coloração global satisfatória, utilizando três agentes descalcificantes diferentes, cada um com duas percentagens diferentes. Estes resultados foram comparados com o método convencional utilizando os mesmos agentes para chegar a conclusões.

Estudos efectuados sobre a descalcificação utilizando o método de micro-ondas mostraram que houve um aumento da velocidade de descalcificação quando comparado com o método convencional.[5,13,35,36,37,38] No presente estudo, verificou-se que, no método convencional de descalcificação, o ácido nítrico a 7% demorou menos tempo, 12 dias, seguido do ácido nítrico a 5% (15 dias), do ácido tricloroacético a 7% (16 dias), do ácido tricloroacético a 5% (39 dias) e do ácido fórmico a 7% (40 dias). O tempo máximo de descalcificação foi obtido com ácido fórmico a 5%, que foi de 42 dias. No método de descalcificação por micro-ondas, o ácido nítrico (5% e 7%) demorou menos tempo, 2 dias, seguido do ácido tricloroacético a 7% (13 dias), do ácido tricloroacético a 5% (18 dias), do ácido fórmico a 7% (20 dias) e o máximo do ácido fórmico a 5% (21 dias). Os resultados do presente estudo foram consistentes com os estudos anteriores, concluindo que o método assistido por micro-ondas é mais rápido do que o método convencional, independentemente dos agentes descalcificantes utilizados.

A descoloração amarela do tecido resulta quando o ácido nítrico é usado como agente descalcificante.[7,8] No presente estudo, observou-se que o ácido nítrico (5% e 7%), quando utilizado como agente descalcificante, produziu uma descoloração amarelada dos dentes, independentemente do método utilizado. Os outros agentes descalcificantes, o ácido fórmico e o ácido tricloroacético, em ambas as percentagens, não produziram qualquer descoloração dos dentes e, por conseguinte, revelaram-se melhores ácidos para a descalcificação quando se considerou o parâmetro da descoloração. Esta conclusão foi semelhante aos resultados registados em estudos anteriores.

Considerando a dilaceração e contração dos dentes, tanto no método convencional como no método de descalcificação por micro-ondas, o ácido fórmico (5% e 7%) e o ácido tricloroacético (5% e 7%) produziram a maior parte da dilaceração e contração. O ácido nítrico a 7% produziu um rasgão e contração mínimos, enquanto o ácido nítrico a 5% não apresentou qualquer rasgão e contração. A única diferença está no ácido nítrico a 7%, uma vez que as alterações foram menores pelo método de micro-ondas do que pelo método convencional. Este facto não está bem documentado na literatura científica. Por conseguinte, de acordo com o nosso estudo, verificámos que o ácido nítrico a 5%, seguido do ácido nítrico a 7%, deu os melhores resultados em ambos os métodos.

De acordo com um estudo, o EDTA e o ácido fórmico, independentemente do método utilizado, mostraram bons pormenores estruturais microscópicos globais.[4] No presente estudo, o método convencional de descalcificação mostrou bons pormenores estruturais em ácido nítrico a 5%, ácido fórmico (5% e 7%) e ácido tricloroacético a 5%. Foram registados detalhes estruturais razoáveis a bons quando a descalcificação foi feita com ácido tricloroacético a 7% e detalhes estruturais razoáveis a pobres com ácido nítrico a 7%. Quando se utilizou o método de descalcificação por micro-ondas, o ácido nítrico a 5% e o ácido tricloroacético a 5% e 7% revelaram bons pormenores estruturais e o ácido nítrico a 7% e o ácido fórmico a 5% e 7% revelaram pormenores estruturais razoáveis a bons. Apesar de o ácido nítrico a 5% e o ácido tricloroacético a 5% parecerem ser as melhores soluções para os pormenores estruturais globais por ambos os métodos, não foram estatisticamente significativos. Os nossos resultados diferem dos de outros estudos, na medida em que não considerámos o EDTA no presente estudo. Em segundo lugar, no nosso estudo, a descalcificação com ácido fórmico não deu bons resultados pelo método de micro-ondas e o ácido nítrico a 5% e o ácido tricloroacético a 5% deram os melhores resultados por ambos os métodos. Enquanto que o EDTA e o ácido fórmico deram os melhores resultados em ambos os métodos, no estudo anterior.[4]

Relativamente às caraterísticas de coloração, no método convencional de descalcificação, apenas se observaram bons detalhes de coloração no ácido tricloroacético a 5%, detalhes de coloração razoáveis a bons no ácido tricloroacético a 7%, detalhes de coloração razoáveis no ácido fórmico (5% e 7%) e no ácido nítrico a 5%. Foram observados detalhes de coloração razoáveis a pobres no ácido nítrico a 7%. Quando os dentes foram descalcificados utilizando o método de descalcificação por micro-ondas, o ácido nítrico a 5% apresentou bons detalhes de coloração, o ácido tricloroacético a 5% apresentou detalhes de coloração bons a razoáveis, o ácido fórmico (5% e 7%), o ácido tricloroacético a 7% apresentou detalhes de coloração razoáveis a pobres e o ácido nítrico a 7% apresentou detalhes de coloração razoáveis a pobres. O presente estudo mostrou que o ácido tricloroacético a 5% e o ácido nítrico a 5% produziram boas caraterísticas de coloração pelos métodos convencional e de micro-ondas, respetivamente. No entanto, um estudo revelou que o EDTA e o ácido nítrico produziram os melhores resultados de coloração, independentemente do método utilizado.[4]

O método de micro-ondas descalcifica os dentes muito mais rapidamente do que o método convencional e, em ambas as técnicas, o ácido nítrico mostrou uma capacidade de descalcificação mais rápida com detalhes celulares gerais comparáveis e qualidade de coloração sem qualquer rasgão e contração dos dentes, seguido pelo ácido tricloroacético e depois pelo ácido fórmico. Exceto no que diz respeito à descoloração amarela observada após a descalcificação em ácido nítrico, parece ser a melhor solução descalcificante a ser utilizada quer no método convencional quer no método de micro-ondas. Além disso, a descoloração amarela pode ser evitada pela adição de 0,1% de ureia ao ácido nítrico puro durante a descalcificação.[6] Também se diz que a descoloração desaparece com os passos seguintes do processamento[8] e, por conseguinte, não deve ser uma preocupação importante. Observando todos os parâmetros, um agente que pareceu equilibrar ambos os factores, tempo e integridade do tecido, foi o ácido nítrico a 5% pelo método de micro-ondas a uma temperatura padronizada e tempo fixo.

Propomos que, não só em casos de necessidade urgente de secções descalcificadas, mas também na descalcificação de rotina de espécimes, se utilize um forno de micro-ondas para descalcificar o tecido duro sem comprometer a duração e a qualidade do espécime. Isto também reduzirá a exposição prolongada de tais tecidos aos efeitos prejudiciais dos fluidos descalcificantes. Utilizando esta metodologia, a apresentação de lâminas pelo laboratório de histologia ao patologista pode ser significativamente acelerada.

É necessária mais investigação para corroborar os resultados obtidos com as soluções formuladas no nosso laboratório e com a temperatura empregue no nosso estudo. Têm de ser realizados estudos com combinações de agentes descalcificantes e comparados com outros métodos como a sonicação e a descalcificação electrolítica, utilizando diferentes factores que afectam o processo de descalcificação. Atualmente, também não se conhece o impacto da descalcificação assistida por micro-ondas no desvanecimento da coloração. Este facto tem de ser estabelecido através de estudos a longo prazo e correlacionado com o do método convencional. Devem ser efectuados estudos futuristas sobre a biologia molecular, a imunologia, as colorações especiais e a histotecnologia do osso/dente descalcificado utilizando micro-ondas.

CAPÍTULO 7. CONCLUSÃO

O presente estudo sobre a comparação da técnica de descalcificação assistida por micro-ondas com o método convencional, utilizando três agentes descalcificantes diferentes, cada um com duas percentagens diferentes, concluiu que

1. O processo de descalcificação foi mais rápido pelo método de micro-ondas do que pelo método convencional, o que foi estatisticamente significativo.

2. O ácido nítrico produziu uma descoloração dos dentes que estava totalmente ausente nos espécimes descalcificados com ácido tricloroacético e ácido fórmico por qualquer um dos métodos.

3. Em qualquer uma das duas percentagens, o ácido nítrico mostrou ser quase nulo, com o ácido fórmico e o ácido tricloroacético a mostrarem um rasgamento e uma contração consideráveis dos dentes, por qualquer método.

4. O ácido nítrico a 5% e o ácido tricloroacético a 5% e 7% com o método assistido por micro-ondas mostraram pormenores estruturais globais ligeiramente melhores do que o método convencional, mas não foi estatisticamente significativo.

5. O ácido nítrico a 5% e o ácido tricloroacético a 5%, utilizando os métodos convencional e de micro-ondas, produziram uma boa coloração global.

A descalcificação assistida por micro-ondas utilizando ácido nítrico a 5%, embora cause descoloração da superfície, é rápida, não rasga nem encolhe o tecido e fornece bons pormenores celulares e de coloração, comparáveis aos do método convencional. Assim, pode concluir-se que a técnica de descalcificação com ácido nítrico a 5% por micro-ondas deve ser praticada diariamente para a elaboração de relatórios sobre tecidos duros nos laboratórios de patologia. Este método reduz o tempo de descalcificação e, por conseguinte, o atraso na elaboração de relatórios histopatológicos, o que permite um diagnóstico e tratamento precoces do doente.

CAPÍTULO 8. RESUMO

A descalcificação de amostras de tecido duro é muito sensível à técnica e desempenha um papel importante na patologia oral, uma vez que a descalcificação de ossos ou dentes é efectuada regularmente. Para obter secções de parafina ou de celoidina de tecido duro, é necessário remover o cálcio do tecido duro. O método de descalcificação convencional é praticado regularmente, o que permite obter bons pormenores celulares, mas demora muito tempo a descalcificar, o que provoca atrasos na elaboração dos relatórios histopatológicos. Para ultrapassar este problema, pode utilizar-se o método de descalcificação assistida por micro-ondas, uma vez que este método dá resultados mais rápidos, satisfatórios e comparáveis no que diz respeito aos pormenores dos tecidos e à coloração, quando comparado com o método convencional. Por conseguinte, pode ser utilizado por rotina para a elaboração de relatórios sobre tecidos duros nos laboratórios de histopatologia. Por conseguinte, o presente estudo foi realizado para avaliar o melhor ácido a utilizar pelo método de descalcificação por micro-ondas e foi comparado com o método convencional para chegar a conclusões.

No presente estudo, foi considerado um tamanho de amostra de 72 pré-molares radiculares unitários extraídos, 72 dentes foram divididos em 36 dentes para dois grupos. Grupo 1: método de descalcificação por micro-ondas e Grupo 2: método convencional de descalcificação. Em cada grupo individual, foram utilizados três ácidos para estudo: ácido nítrico, ácido fórmico e ácido tricloroacético. Cada ácido foi dividido em duas percentagens, ou seja, 5% e 7%. Assim, foram selecionados para o estudo dois métodos com três ácidos em duas percentagens diferentes. Para cada ácido individual, o tamanho da amostra foi de 6 dentes. O método convencional de descalcificação, em que a descalcificação era efectuada à temperatura ambiente com mudanças regulares de ácido, foi considerado como padrão para comparação com a descalcificação assistida por micro-ondas. No método de descalcificação por micro-ondas, foi selecionado um forno de micro-ondas de cozinha com caixa de aço e ventilação. Os frascos de borosil com dentes atados a um fio foram suspensos na respectiva solução descalcificante. A temperatura e os tempos foram padronizados. No presente estudo, a temperatura foi mantida a 41-450C e foi irradiada durante 2 minutos/ciclo no micro-ondas para todas as amostras. A determinação do ponto final foi efectuada por método químico, utilizando o teste do oxalato de cálcio. Uma vez atingido o ponto final, as amostras de dentes foram mantidas para lavagem com água da torneira durante 24 horas para remoção dos ácidos dos dentes. Depois disso, as amostras foram examinadas grosseiramente para detetar qualquer descoloração, rasgadura ou contração dos tecidos. Os resultados foram registados e os dentes descalcificados por ambos os métodos foram levados para processamento de rotina, seguido de seccionamento e coloração H e E. As lâminas coradas foram examinadas ao microscópio de luz para verificar os pormenores gerais estruturais e de coloração. Os pormenores registados foram analisados estatisticamente utilizando o teste V de Cramer para comparação da microonda com o método convencional de descalcificação. Os resultados indicaram que a duração da descalcificação pelo método de micro-ondas foi mais rápida do que pelo método convencional e foi considerada estatisticamente significativa. A descalcificação com qualquer uma das percentagens de ácido nítrico e independentemente dos métodos mostrou uma descoloração significativa da superfície dentária em comparação com outros agentes descalcificantes. O ácido fórmico e o ácido tricloroacético, e não o ácido nítrico, produziram maioritariamente rasgões e contração dos dentes, o que foi estatisticamente significativo. Nos pormenores estruturais gerais, foram obtidos resultados igualmente bons com ácido nítrico a 5% e ácido tricloroacético a 5%, independentemente do método utilizado. No entanto, estes resultados não foram estatisticamente significativos. As caraterísticas da coloração mostraram que o ácido nítrico a 5% e o ácido tricloroacético a 5% deram excelentes resultados em ambos os métodos. De todos os dentes descalcificados, o método de descalcificação por micro-ondas apresentou caraterísticas de coloração ligeiramente melhores do que o método convencional, o que foi estatisticamente significativo. De um modo geral, entre os dois métodos utilizados, o método de micro-ondas com ácido nítrico a 5% deu resultados melhores e mais rápidos.

REFERÊNCIAS

1. Afreen Nadaf MS, Radhika MB, Lalita J, Thambiah, Paremala K, Sudhakara M. Descalcificação: uma alternativa mais simples e melhor. Jornal de Medicina Dentária e Biociências Orais 2011;2:10-3.

2. Sanjai K, Kumarswamy J, Patil A, Papaiah L, Jayaram S e Krishnan L. Avaliação e comparação de agentes de descalcificação nos dentes humanos. Jornal de Patologia Oral e Maxilofacial 2012;16:222-7.

3. Rolls GO. Blocos difíceis e reprocessamento. Leica Microsystems 2011.

4. Sangeetha R, Uma K, Chandavarkar V. Comparação dos métodos de descalcificação de rotina com a descalcificação por micro-ondas de ossos e dentes. Jornal de Patologia MaxiloFacial 2013;17:386-399.

5. Bankole J.K., Eloka C.C.V, Okoro C.J., Anyanwa R.A., Uwigbe M., Osiagwu D. Um estudo comparativo sobre a taxa de descalcificação óssea a temperaturas variáveis, tipo de fluido e concentrações de fluido. Revista Internacional de Investigação Básica, Aplicada e Inovadora 2012;1(2):63-67.

6. Callis GM, Bancroft JD. Teoria e Prática de Técnicas Histológicas, 6ª ed., Edimburgo, Churchill Livingstone, 2008:338-360. Edimburgo, Churchill Livingstone, 2008:338-360.

7. Culling CF, Allison RT, Barr WT. Cellular Pathology Technique, 4ª ed., Londres, Butterworths, 1984:408-30. Londres, Butterworths, 1984:408-30.

8. Moore RJ. Bone. Em Woods AE e Ellis RC eds. Laboratory histopathology. Nova Iorque, Churchill Livingstone, 1994:7:2-10.

9. Carson FL. Histotecnologia. 2a ed. Chicago: ASCP Press, 2007.

10. Página KM. Bone. Em Bancroft JD e Stevens A eds. Theory and Practice of Histological Techniques. Nova Iorque, Churchill Livingstone, 1996.

11. Young B, Heath JW. Wheater's Functional Histology. 4ª ed., Edimburgo, Churchill Livingstone, 2000. Edimburgo, Churchill Livingstone, 2000.

12. Mattella Grando L, Westphalen L, Bento Pelisser V, Vieira F et al. Análise comparativa de duas soluções fixadoras e duas descalcificadoras para o processamento de dentes decíduos humanos com lesão cariosa em dentina inativa. Revista Odonto Ciencia Fac. Odonto/PUCRS 2007;22(56):99-105.

13. Clayden EC. Practical section cutting and staining. Edimburgo, Churchill Livingstone, 1971.

14. Wallington EA. Histological Methods for Bone. Londres, Butterworths, 1972.

15. Callis G, Sterchi D. Decalcification of Bone: Literature Review and Practical Study of Various Decalcifying Agents, Methods, and Their Effects on Bone Histology (Descalcificação do osso: revisão da literatura e estudo prático de vários agentes descalcificantes, métodos e seus efeitos na histologia óssea). The Journal of Histotechnology 1998;21:49-58.

16. Verdenius H W e Alma L. Um estudo quantitativo dos métodos de descalcificação em histologia. Journal of Clinical Pathology 1958;11:229-236.

17. Lillie, R. D. Histopathologic technique and practical histochemistry, ed. 3, Nova Iorque, McGraw- Hill Book Co, 1965.

18. Willis D, Minshew J. Microwave Technology in the Histology Laboratory (Tecnologia de micro-ondas no laboratório de histologia). Histológico: Technical bulletin for histotechnology 2002;35:1-7.

1 9.Sivadas P, Kumar H, Lakshmanan C, Bhardwaj JR. Fixação estimulada por micro-ondas e processamento rápido de tecido para histopatologia. Armed Forces Med Indian J 1996;52:157-60.

20. Visinoni F. Histoprocessamento ultrarrápido induzido por micro-ondas/pressão variável: Descrição de um novo processador de tecidos. J Histotechnol 1998;21:219-24.

21. Kango PG, Deshmukh RS. Processamento por micro-ondas: Uma bênção para os patologistas orais. J Oral Maxillofac Pathol 2011;15:6-13.

22. Kok LP, Boon ME. Micro-ondas para microscopia. J Microsc 1990;158:291-322.

23. Mathai AM, Naik R, Pai MR, Rai S, Baliga P. Microwave histoprocessing versus conventional histoprocessing. Indian J Pathol Microbiol 2008;51:6-12.

24. Ng KH, Gan SK. Fixação estimulada por micro-ondas para microscopia eletrónica utilizando um forno de micro-ondas doméstico. Malays J Pathol 1990;12:27-33.

25. Leong AS. Tecnologia de micro-ondas para análise morfológica. Cell vision 1994;1:278-88.

26. Hopwood D, Coghill G, Ramsay J, Milne G, Kerr M. Microwave fixation: its potential for routine techniques, histochemistry, immunocytochemistry and electron microscopy. Histochem J 1984;16:1171-91.

27. Marani E, Bolhuis P, Boon ME. Histoquímica de enzimas cerebrais após estabilização por irradiação de micro-ondas. Histochem J 1988;20:397-404.

2 8.Slap SE técnicas de processamento por micro-ondas para microscopia, 2009. Disponível em: http://www.ebsciences.com/papers/mw tech.htm. Acedido em 21 de setembro de 2011.

29. Morales AR, Nassiri M, Kanhoush R, Vincek V, Nadji M. Experience with an automated

microwave-assisted rapid tissue processing method: Validação da qualidade histológica e impacto na atualidade da patologia cirúrgica de diagnóstico. Am J Clin Pathol 2004;121:528-36.

30. Panja P, Sriram G, Saraswathi TR, Sivapathasundharam B. Comparação de três métodos diferentes de processamento de tecidos. Journal of Oral Maxillofacial Pathology 2007;11:15-7.

31. John DB, Anderson G. Theory and Practice of Histological Techniques, 5th ed, Edinburg, Elsevier Churchill Livingstone, 2002:85-108.

32. Ragazzini T, Magrini E, Cucchi MC, Foschini MP, Eusebi V. A biópsia rápida (FTB): Descrição de um método rápido de histologia e imunohistoquímica para avaliação de biópsias mamárias pré-operatórias. International Journal of Surgical Pathology 2005;13:247-52.

33. Login, GR, Dvorak, AM. O livro de ferramentas para micro-ondas. Um Guia Prático para Microscopistas. Boston, Beth Israel Hospital, 1994:145-6.

34. Basavaradhya Sahukar Shruthi, Palani Vinodhkumar, Bina Kashyap, Padala Sridhar Reddy. Utilização de micro-ondas em patologia de diagnóstico. Jornal de Investigação e Terapêutica do Cancro 2013;9:351-355.

35. Pitol DL, Caetano FH, Lunardi LO. Descalcificação rápida induzida por micro-ondas de osso de rato para análise em microscopia eletrônica: Um estudo ultra-estrutural e citoquímico. Braz Dent J 2007;18:153-7.

36. Vongsavan N, Mathews B, Harrison GK. Descalcificação de dentes num forno de micro-ondas. Histochem J 1990;22:377-80.

37. April L. Marr e Anthony Wong. Efeitos da Fixação e Descalcificação por Micro-ondas em Tecidos de Roedores. The Journal of Histotechnology 2009;32:190- 192.

38. Roncaroli F, Mussa B, Bussolati G. Forno de micro-ondas para uma melhor fixação e descalcificação dos tecidos. Pathologica 1991;83:307-10.

39. Gul M, Bayat N, Gul S, Huz M, Yildiz A, Otlu A. Exame histológico do tecido ósseo para comparação de três agentes diferentes de descalcificação. J Turgut Ozal Med Cent 2014;21:274-9.

40. Sudha Jimson, Balachander .N, K. M. K. Masthan, Rajesh Elumalai. Estudo comparativo da descalcificação óssea utilizando diferentes agentes descalcificantes. Jornal Internacional de Ciência e Pesquisa. 2014;3(8):1226-1229.

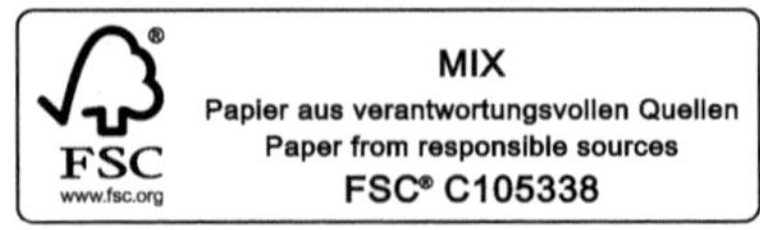

Printed by Books on Demand GmbH, Norderstedt / Germany